DIETA ANTIINFLAMATORIA

Dile adiós a la inflamación naturalmente:

Estrategias alimentarias eficaces para aumentar
tu energía y mejorar tu salud.

CHIARA M. CELLINI

CONTENIDO

Introducción a la dieta Antiinflamatoria

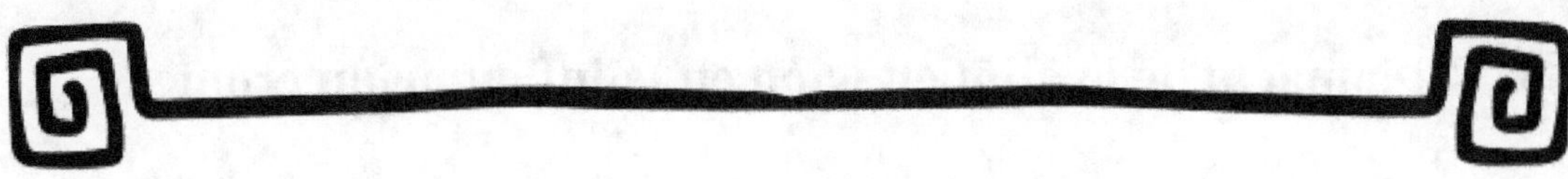

La inflamación es un mecanismo de defensa natural del cuerpo, una respuesta esencial del sistema inmunológico a infecciones y lesiones. Sin embargo, cuando la inflamación persiste más allá de lo necesario, pasa de ser protectora a perjudicial, dando lugar a una condición conocida como inflamación crónica. Este estado prolongado de alerta puede contribuir al desarrollo de numerosas enfermedades graves, como enfermedades cardíacas, diabetes, enfermedades autoinmunes e incluso algunos tipos de cáncer.

En este contexto, la dieta antiinflamatoria no es solo un régimen alimenticio, sino un enfoque integral destinado a modificar el estilo de vida para reducir la inflamación sistémica y promover una salud óptima. A diferencia de las dietas tradicionales centradas principalmente en el control del peso o la eliminación de macronutrientes específicos, la dieta antiinflamatoria se centra en alimentos que pueden ayudar a modular la respuesta inflamatoria del cuerpo.

Los alimentos consumidos diariamente pueden tener un impacto directo y significativo en la inflamación. Algunos alimentos, como las grasas trans, los azúcares refinados y la carne roja procesada en exceso, pueden fomentar la inflamación, mientras que otros, como frutas y verduras frescas, grasas saludables derivadas de pescado y frutos secos, y cereales integrales, son conocidos por sus propiedades antiinflamatorias. Integrar estos alimentos antiinflamatorios en la dieta diaria puede reducir los marcadores de inflamación y ayudar a prevenir o manejar las condiciones de salud asociadas.

Esta introducción a la dieta antiinflamatoria pretende no solo aclarar qué es la inflamación y cómo puede ser influenciada por la dieta, sino también resaltar por qué adoptar un enfoque alimenticio específico puede ser crucial para mantener un buen estado de salud y prevenir una serie de enfermedades crónicas.

⌖ El impacto de la alimentación en la inflamación crónica

Mientras que la inflamación aguda es un mecanismo de defensa vital, la inflamación crónica representa una amenaza silenciosa y persistente para la salud. Una de las principales causas de esta condición prolongada es la alimentación, con ciertos alimentos que actúan como verdaderos catalizadores de la inflamación.

Alimentos procesados, ricos en azúcares añadidos y grasas saturadas, pueden desencadenar y mantener la inflamación. Productos como snacks empaquetados, bebidas azucaradas, comida rápida y carnes procesadas a menudo son responsables de un aumento en los marcadores inflamatorios en la sangre. Estos alimentos, comunes en las dietas occidentales, no solo contribuyen directamente a la inflamación, sino que también están asociados con un mayor riesgo de obesidad, que a su vez está vinculada a estados inflamatorios crónicos.

Por otro lado, el consumo excesivo de carbohidratos refinados, como pan blanco, pasta y dulces, puede provocar fluctuaciones rápidas en los niveles de azúcar en la sangre. Estas fluctuaciones rápidas pueden facilitar procesos inflamatorios, ya que el cuerpo libera citocinas inflamatorias en respuesta al estrés metabólico causado por los picos de glucemia.

La situación se agrava por el hecho de que la dieta moderna a menudo carece de alimentos naturalmente antiinflamatorios, como frutas y verduras frescas, que son ricas en antioxidantes, fibra y fitonutrientes esenciales para modular la respuesta inflamatoria y proteger el cuerpo del daño de los radicales libres.

El resultado de esta dieta desequilibrada es un aumento en la prevalencia de enfermedades crónicas como la artritis, enfermedades cardíacas y diabetes, que están fuertemente relacionadas con estados inflamatorios prolongados. Por lo tanto, reconocer y modificar los hábitos alimenticios dañinos no solo puede ayudar a controlar la inflamación existente, sino también prevenir la aparición de graves condiciones de salud a largo plazo.

🌀 Síntomas comunes y condiciones asociadas a la inflamación crónica

La inflamación crónica es una entidad insidiosa que puede permanecer silenciosa en el cuerpo durante años sin mostrar síntomas evidentes hasta que se manifiestan complicaciones graves. Sin embargo, existen signos sutiles y condiciones que pueden servir como campana de alarma, indicando la presencia de una inflamación subyacente. Reconocer estos síntomas es el primer paso para abordar el problema antes de que pueda empeorar.

Uno de los síntomas más comunes de la inflamación crónica es el dolor persistente, que puede manifestarse de diversas formas como dolores musculares, dolores articulares o incluso dolor torácico sin una causa aparente. El cansancio crónico, que no mejora con el descanso, es otro indicador significativo de que el cuerpo podría estar en un estado de inflamación prolongada.

Otros signos incluyen rigidez o hinchazón en las articulaciones, enrojecimiento y calor localizado, todos síntomas que pueden variar en intensidad de un día a otro. Trastornos del sueño, dolores de cabeza frecuentes y una sensación de malestar general también están frecuentemente asociados con la inflamación crónica y pueden impactar significativamente en la calidad de vida del individuo.

En el ámbito médico, la inflamación crónica está estrechamente relacionada con una serie de condiciones graves. Por ejemplo, es un factor clave en el desarrollo de enfermedades cardiovasculares, como la aterosclerosis, donde la inflamación contribuye a la formación de placas en las arterias. También juega un papel importante en la diabetes tipo 2, a través de su papel en la promoción de la resistencia a la insulina.

Las enfermedades autoinmunes, como la artritis reumatoide, la psoriasis y la enfermedad de Crohn, son ejemplos de trastornos en los que la inflamación crónica ataca erróneamente los tejidos sanos del cuerpo, causando una amplia gama de síntomas y complicaciones. Incluso algunas formas de cáncer, especialmente los del tracto digestivo, han sido relacionadas con estados inflamatorios crónicos, que pueden promover la proliferación y supervivencia de células cancerosas.

Reconocer estos síntomas y condiciones asociadas a la inflamación crónica es fundamental no solo para el diagnóstico y tratamiento temprano, sino también para la implementación de estrategias preventivas, como cambios en la dieta y el estilo de vida, que pueden reducir significativamente el impacto de la inflamación en la salud a largo plazo.

La importancia del cambio alimentario para la salud a largo plazo

La decisión de modificar la propia dieta puede parecer desafiante, pero los beneficios de una alimentación orientada a reducir la inflamación pueden ser transformadores. Comprender el impacto directo que la comida tiene en nuestra salud a largo plazo es esencial para motivar un cambio sustancial y duradero. La alimentación no es solo una fuente de nutrición; también es una poderosa herramienta preventiva y terapéutica contra numerosas enfermedades.

Uno de los principales beneficios de adoptar una dieta antiinflamatoria es la reducción del riesgo de desarrollar enfermedades crónicas. Estudios han demostrado que la inflamación juega un papel central en muchas condiciones graves, incluyendo enfermedades cardiovasculares, diabetes y algunas formas de cáncer. A través de la elección de alimentos que naturalmente combaten la inflamación, es posible mitigar estos riesgos de manera significativa. Por ejemplo, el aumento en la ingesta de fibras y antioxidantes ha sido vinculado a una disminución en los niveles de marcadores inflamatorios, mejorando así la salud cardiovascular y la regulación de la glucemia.

Además, mejorar la dieta puede tener efectos inmediatos en el bienestar diario. Muchos individuos reportan una reducción en el dolor articular, mejoras en el estado de ánimo y niveles de energía, así como una mejor calidad del sueño, poco después de modificar su alimentación en favor de opciones menos inflamatorias. Estos cambios pueden transformar completamente la calidad de vida diaria, ofreciendo no solo un futuro más saludable, sino también un presente más llevadero.

Alentar a los lectores a emprender este camino no es solo una cuestión de prevención; es un llamado a mejorar activamente la propia vida. Adoptar una dieta antiinflamatoria no requiere renuncias drásticas, sino más bien elecciones conscientes que pueden ser fácilmente integradas en la rutina diaria. Al hacer estas elecciones, no solo se combate la inflamación, sino que también se nutre el cuerpo de manera óptima, promoviendo un bienestar general y una resistencia duradera.

Qué esperar de este libro

A lo largo de las páginas de este libro, los lectores tendrán la oportunidad de explorar en detalle la dieta antiinflamatoria, aprendiendo no solo los principios teóricos que la sustentan, sino también cómo aplicarlos en la vida cotidiana. El libro está diseñado para guiar a cualquier persona, desde aquellos que están empezando a comprender el concepto de inflamación hasta aquellos que buscan soluciones prácticas para un problema ya conocido.

El viaje comienza con una comprensión profunda de qué es la inflamación, sus efectos en el cuerpo y cómo ciertos alimentos pueden exacerbar o aliviar este estado. Luego se examinan los alimentos específicos que tienen propiedades antiinflamatorias, proporcionando ejemplos concretos de cómo integrarlos efectivamente en la propia dieta.

Además de la teoría, el libro ofrece una sección rica en recursos prácticos, que incluyen planes de alimentación detallados, recetas sabrosas y consejos sobre cómo tomar decisiones alimenticias inteligentes tanto en casa como cuando se está fuera. Los lectores también aprenderán cómo manejar los desafíos diarios, como mantener una dieta antiinflamatoria durante eventos sociales o viajes, y cómo personalizar el régimen alimentario para adaptarlo a sus necesidades específicas, incluida la gestión de condiciones de salud preexistentes.

En resumen, este libro no solo aumentará la conciencia del lector sobre los vínculos entre la dieta y la inflamación, sino que también proporcionará las herramientas prácticas para convertir esta conciencia en acción concreta, con el fin último de mejorar significativamente la salud y el bienestar general.

⊚ Transformación confiable: Impactos saludables de la dieta antiinflamatoria

Emprender el camino de la dieta antiinflamatoria no es solo un cambio en la alimentación; es una transformación hacia una salud óptima. Siguiendo los consejos y estrategias presentadas en este libro, los lectores pueden esperar mejoras significativas no solo en el manejo de la inflamación, sino también en varios aspectos de su salud física y mental.

- Mejora de la Salud Física: Una de las primeras y más evidentes transformaciones será una mejora notable en la salud física. La adopción de un régimen antiinflamatorio ayuda a reducir los síntomas asociados con condiciones crónicas como la artritis, el dolor muscular y las enfermedades cardiovasculares. Al disminuir la inflamación, se reduce el riesgo de formación de placas en las arterias, mejorando así la salud del corazón. Además, una dieta rica en nutrientes esenciales y pobre en alimentos procesados ayuda a normalizar los niveles de azúcar en la sangre, favoreciendo un control efectivo de la diabetes.
- Aumento de la Energía y del Bienestar: Alimentarse con alimentos que combaten la inflamación naturalmente conduce a un aumento en los niveles de energía y a una mejora general del bienestar. Los alimentos antiinflamatorios son ricos en antioxidantes, vitaminas y minerales que alimentan el cuerpo a nivel celular, reduciendo la fatiga y aumentando la vitalidad diaria.
- Mejoras Cognitivas y Emocionales: Los beneficios de una dieta antiinflamatoria también se extienden a la salud mental. Estudios han demostrado que la inflamación puede tener un impacto directo en el bienestar cognitivo, afectando el estado de ánimo y la función cerebral. Al reducir la inflamación, se puede

experimentar una mayor claridad mental y estabilidad emocional, contribuyendo a combatir condiciones como la depresión y la ansiedad.

- Longevidad y Prevención: Finalmente, adoptar una alimentación antiinflamatoria es un paso fundamental para vivir una vida más larga y saludable. Al minimizar la inflamación crónica, se reducen los riesgos de muchas enfermedades relacionadas con la edad, incluyendo algunos tipos de cáncer.

Estos cambios no solo mejoran la calidad de vida a corto plazo, sino que también sientan las bases para una salud robusta en los años venideros. Siguiendo los principios delineados en este libro, los lectores pueden transformar activamente su salud, experimentando mejoras concretas y duraderas en su bienestar.

RESUMEN DE LA INTRODUCCIÓN

En la introducción de este libro, exploramos cómo la dieta puede desempeñar un papel crucial en la inflamación crónica, destacando la importancia de reconocer nuestros hábitos alimenticios para mejorar nuestra salud a largo plazo.

<u>Aquí están los puntos clave del capítulo</u>:

- La inflamación crónica puede contribuir al desarrollo de enfermedades graves.
- La dieta antiinflamatoria busca reducir la inflamación y promover la salud.
- Alimentos como frutas, verduras y grasas saludables pueden modular la respuesta inflamatoria.
- La dieta occidental, rica en alimentos procesados y carbohidratos refinados, promueve la inflamación.
- La inflamación crónica puede manifestarse a través de síntomas como dolor persistente y fatiga crónica.
- Condiciones como enfermedades cardiovasculares, diabetes y cáncer están vinculadas a la inflamación.
- Adoptar una dieta antiinflamatoria puede mejorar la salud física, mental y emocional, así como aumentar la longevidad.

Reflexión y mantra

"La dieta antiinflamatoria es una elección poderosa para una vida más saludable"

Entender el impacto directo de nuestra alimentación en la inflamación crónica nos capacita para tomar decisiones conscientes sobre lo que comemos. Este enfoque alimenticio no solo busca reducir la inflamación, sino también mejorar nuestra salud general y prevenir enfermedades graves. Cada comida representa una oportunidad para fortalecer nuestro cuerpo y promover un bienestar duradero

Desafío…

¿Cuáles son los hábitos alimenticios y de estilo de vida que actualmente estás siguiendo y que podrían estar contribuyendo a la inflamación crónica y a un estado de salud no ideal? Haz una lista.

CAPÍTULO 1

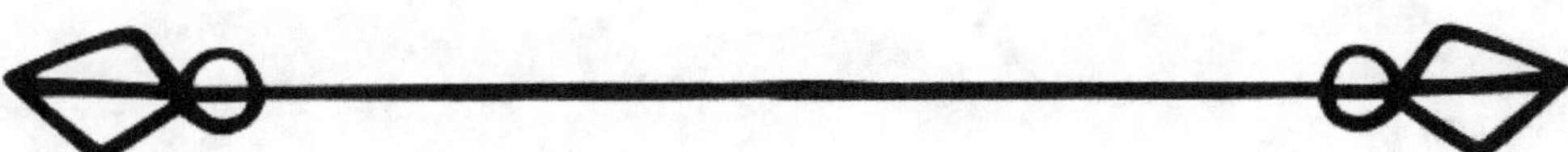

Definición de inflamación: Aguda vs. Crónica

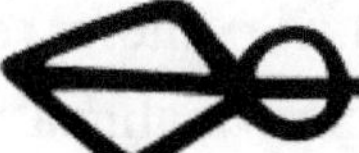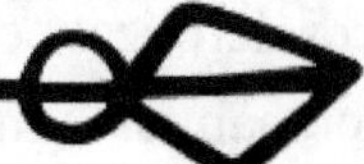

La inflamación es un proceso biológico fundamental que el cuerpo utiliza como respuesta inmediata a posibles amenazas, como infecciones, toxinas o traumas. Es un mecanismo esencial de defensa que desempeña un papel crucial en la curación y recuperación. Sin embargo, cuando la inflamación persiste o se vuelve disfuncional, puede transformarse de protectora a perjudicial, con implicaciones significativas para la salud a largo plazo.

Inflamación Aguda: La inflamación aguda es la respuesta inicial del cuerpo a un daño. Se manifiesta rápida y generalmente dura un período corto, desde unos pocos días hasta algunas semanas. Los signos clásicos de la inflamación aguda incluyen enrojecimiento, calor, hinchazón, dolor y, a veces, pérdida de función, todas señales de que el cuerpo está luchando contra una infección o está trabajando para reparar tejidos dañados. Esta forma de inflamación es crucial para la supervivencia, ya que ayuda a aislar patógenos y tejidos dañados, facilitando el proceso de curación.

Inflamación Crónica: A diferencia de la inflamación aguda, la inflamación crónica es una respuesta inflamatoria a largo plazo que puede durar meses o incluso años. Esta forma de inflamación ocurre cuando el proceso inflamatorio no logra eliminar la causa de la inflamación o cuando la activación inmunitaria persiste erróneamente. La inflamación crónica a menudo es menos visible y puede no manifestarse con los signos típicos de la inflamación aguda. Sin embargo, se caracteriza por una activación continua de las células inmunitarias que conduce a daños en los tejidos y una variedad de problemas de salud crónicos.

Por qué la Inflamación crónica es dañina

La inflamación crónica se ha relacionado con una amplia gama de enfermedades, incluyendo enfermedades cardíacas, diabetes, trastornos autoinmunes y algunos tipos de cáncer. Con el tiempo, la inflamación crónica puede causar daños acumulativos en tejidos y órganos, a menudo sin síntomas inmediatos. Contribuye a la formación de placas ateroscleróticas en las arterias, a la resistencia a la insulina, y puede alterar el funcionamiento normal de las células, lo que lleva a la transformación maligna o disfunción orgánica.

Mecanismos de la inflamación crónica

A nivel molecular, la inflamación crónica ocurre porque hay señales continuas que activan el sistema inmunológico y provocan inflamación en el cuerpo. Algunas sustancias llamadas citocinas proinflamatorias, como el factor de necrosis tumoral (TNF) y las interleucinas como IL-6, son especialmente importantes en este proceso. Cuando el cuerpo está constantemente inflamado, puede desequilibrar sus procesos naturales, lo que puede llevar a enfermedades crónicas como la oxidación, el crecimiento excesivo de células y la formación de tejido cicatricial.

Comprender las diferencias entre la inflamación aguda y crónica, y reconocer los peligros asociados con esta última, es esencial para tomar medidas proactivas en la modificación de la dieta y el estilo de vida, con el fin de minimizar el riesgo de enfermedades relacionadas con la inflamación. La dieta antiinflamatoria tiene como objetivo mitigar estos riesgos, promoviendo alimentos que naturalmente suprimen o reducen la activación inmunitaria inapropiada y apoyan una función celular saludable.

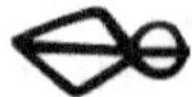

Causas comunes de la inflamación crónica

La inflamación crónica es un fenómeno complejo influenciado por una variedad de factores. Aunque puede comenzar como una respuesta natural y protectora a una lesión física o infecciosa, se vuelve problemática cuando persiste más allá del proceso normal de curación. Comprender las causas comunes puede ayudar en la prevención y manejo efectivo de esta condición potencialmente perjudicial.

Factores Ambientales: La exposición a sustancias tóxicas e contaminantes ambientales es una causa significativa de inflamación crónica. Contaminantes como el humo del tabaco, smog, pesticidas y amianto pueden desencadenar respuestas inflamatorias continuas en el cuerpo. Estos agentes son especialmente perjudiciales porque el cuerpo lucha por eliminarlos, manteniendo así una activación inmunitaria prolongada.

Estrés: El estrés crónico es otro potente promotor de la inflamación. Ya sea que provenga de presiones psicológicas continuas, como el estrés laboral o conflictos personales, o de estrés físico como la falta de sueño o enfermedades crónicas, el estrés induce al cuerpo a liberar hormonas como el cortisol. Niveles elevados y persistentes de cortisol pueden alterar el equilibrio inmunitario y promover la inflamación.

Estilos de Vida: Los hábitos de vida no saludables como una dieta desequilibrada, el sedentarismo y el tabaquismo son todos contribuyentes significativos a la inflamación crónica. Las dietas ricas en grasas saturadas, azúcares refinados y calorías en exceso pueden aumentar los niveles de inflamación, al igual que el hábito de fumar, que introduce una variedad de compuestos tóxicos en el cuerpo.

Alimentación e Inflamación: Entre todas las causas, la alimentación juega un papel crucial en modular la inflamación. Alimentos proinflamatorios como carnes rojas procesadas, comidas fritas, dulces y bebidas azucaradas pueden exacerbar la inflamación, mientras que una dieta rica en frutas, verduras, cereales integrales, nueces y semillas, y grasas saludables como las encontradas en pescados y aceite de oliva, pueden tener efectos antiinflamatorios. Estos alimentos contienen nutrientes esenciales como antioxidantes, fibra y ácidos grasos omega-3 que ayudan a reducir los niveles de sustancias inflamatorias en el cuerpo.

La interacción entre estos factores puede crear un ciclo de inflamación crónica que, si no se maneja, puede llevar a enfermedades a largo plazo. Por lo tanto, es esencial no solo identificar y reducir la exposición a los factores de riesgo, sino también promover hábitos de vida positivos que apoyen la función inmunitaria y reduzcan la inflamación.

Implementar cambios en el estilo de vida, como mejorar la dieta, aumentar la actividad física, reducir el estrés y evitar la exposición a contaminantes, puede tener un impacto significativo en la reducción de la inflamación crónica y en la mejora de la salud general. Esta transformación no solo ayuda a mitigar el riesgo de desarrollar enfermedades crónicas, sino que también mejora la calidad de vida, ofreciendo un bienestar más duradero.

⧓ El impacto de la alimentación en la inflamación crónica

La alimentación juega un papel crítico en la regulación de los niveles de inflamación en el cuerpo. Mientras que algunos alimentos pueden exacerbar los procesos inflamatorios, otros ofrecen beneficios significativos antiinflamatorios. Comprender esta dinámica puede ayudar a mitigar, o incluso prevenir, la inflamación crónica y las enfermedades relacionadas con ella.

Alimentos que promueven la inflamación:

- Azúcares y Carbohidratos Refinados: Dulces, bebidas azucaradas y productos de panadería hechos con harina refinada pueden provocar picos de azúcar en la sangre e insulina, estimulando la liberación de moléculas inflamatorias. Estos picos frecuentes se asocian con un mayor riesgo de diabetes tipo 2, enfermedades cardíacas y otras condiciones inflamatorias crónicas.
- Grasas Trans y Saturadas: Presentes en alimentos fritos, aperitivos procesados y comida rápida, estas grasas pueden aumentar el colesterol LDL ("malo") y los triglicéridos en la sangre, ambos factores que contribuyen a la inflamación vascular y la formación de placas ateroscleróticas.
- Carnes Rojas y Procesadas: La carne roja y las carnes procesadas, como embutidos y salchichas, contienen altos niveles de ácidos grasos saturados y, a veces, compuestos químicos inflamatorios formados durante el procesamiento o la cocción a altas temperaturas. Estos alimentos se han relacionado con un mayor riesgo de enfermedades inflamatorias como el cáncer de colon.

Alimentos que reducen la inflamación:

- Frutas y Verduras Coloridas: Ricos en antioxidantes como la vitamina C, el betacaroteno y los flavonoides, estos alimentos combaten los radicales libres, moléculas que pueden dañar las células y contribuir a la inflamación. Frutas como las bayas, naranjas y manzanas, y verduras como espinacas, pimientos y zanahorias, son especialmente efectivas.
- Grasas Omega-3: Los ácidos grasos omega-3, abundantes en pescados grasos como el salmón, las sardinas y el bacalao, son conocidos por sus propiedades antiinflamatorias. Reducen la producción de eicosanoides y citocinas inflamatorias, sustancias químicas que promueven la inflamación.
- Cereales Integrales y Fibra: Consumir cereales integrales como avena, quinua, espelta y arroz integral puede ayudar a reducir la inflamación. Las fibras presentes en estos alimentos ayudan a reducir el colesterol y estabilizar los niveles de azúcar en la sangre, previniendo así respuestas inflamatorias crónicas.
- Especias y Hierbas: Ingredientes como la cúrcuma, el jengibre, el ajo y la canela no solo enriquecen el sabor de los platos, sino que también tienen poderosos efectos antiinflamatorios. La curcumina, componente activo de la cúrcuma, es efectiva al reducir la inflamación en condiciones como la artritis.

Implementar estos alimentos en la dieta diaria y limitar los proinflamatorios puede influir positivamente en la salud a largo plazo. Este enfoque no solo ayuda en el manejo de la inflamación existente, sino que también sirve como estrategia preventiva contra el desarrollo de enfermedades crónicas.

✂ Beneficios de una dieta antinflamatoria

Adoptar una dieta antinflamatoria ofrece una multitud de beneficios para la salud que pueden transformar el bienestar general y combatir las enfermedades crónicas. Este tipo de dieta no solo puede mejorar la salud física, sino también mental y emocional, promoviendo una mejor calidad de vida y más duradera.

Mejora de la Salud Cardiovascular: Uno de los beneficios más significativos de una dieta antinflamatoria es la protección del sistema cardiovascular. Alimentos ricos en grasas omega-3, antioxidantes y fibra trabajan juntos para reducir la presión arterial, disminuir los niveles de colesterol LDL y mejorar la elasticidad de las arterias, lo que reduce el riesgo de enfermedades cardíacas. Por ejemplo, estudios han demostrado que el consumo regular de pescado graso, como el salmón y las sardinas, puede reducir significativamente la inflamación y mejorar la salud del corazón.

Control del Peso Corporal: Seguir una dieta antinflamatoria puede ayudar en la gestión del peso al reducir la ingesta calórica total y aumentar el consumo de alimentos nutritivos y saciantes. Alimentos como verduras de hojas verdes, legumbres y cereales integrales son ricos en fibra, lo que ayuda a regular el apetito y prevenir el exceso de comida. Además, una reducción de la inflamación corporal puede mejorar el metabolismo y facilitar una pérdida de peso más natural y sostenible.

Reducción de los Síntomas de Enfermedades Autoinmunes: Las enfermedades autoinmunes, como la artritis reumatoide y la psoriasis, están fuertemente influenciadas por la inflamación. Una dieta antinflamatoria puede atenuar los síntomas de estas enfermedades al reducir la inflamación sistémica. Alimentos antinflamatorios como la cúrcuma y el jengibre son particularmente efectivos para mitigar el dolor y la hinchazón asociados con estas condiciones.

Mejora de la Digestión y la Salud Intestinal: Una inflamación reducida puede mejorar significativamente la salud del sistema digestivo. Alimentos ricos en fibra y probióticos, como el yogur y el kéfir, pueden fortalecer la flora intestinal y proteger contra condiciones inflamatorias del intestino, como el síndrome del intestino irritable y la enfermedad inflamatoria intestinal.

Apoyo a la Salud Mental: Hay cada vez más evidencia que vincula la dieta y la inflamación con la salud mental. Seguir una dieta antinflamatoria puede mejorar el bienestar mental al reducir el riesgo de trastornos del estado de ánimo como la depresión y la ansiedad. Nutrientes como los omega-3 y los antioxidantes han demostrado promover la función cerebral y regular los neurotransmisores, influyendo positivamente en el estado de ánimo y las funciones cognitivas.

Prevención del Cáncer: Aunque ninguna dieta puede prevenir completamente el cáncer, reducir la inflamación crónica puede disminuir el riesgo de desarrollar algunos tipos de cáncer, especialmente aquellos asociados con inflamación crónica como el cáncer de colon.

Adoptar una dieta antinflamatoria no es solo una estrategia para combatir o prevenir enfermedades específicas; es un cambio de estilo de vida que promueve una salud óptima. Este enfoque alimenticio equilibrado y nutritivo ofrece beneficios que van más allá de simplemente gestionar los síntomas, contribuyendo a una vida más larga, activa y saludable.

Investigaciones científicas que respaldan la dieta antinflamatoria

La eficacia de la dieta antinflamatoria no se basa solo en anécdotas o teorías nutricionales; existe un cuerpo sólido de investigaciones científicas que respaldan sus beneficios. Estos estudios, a menudo publicados en revistas científicas de alto perfil, proporcionan pruebas concretas de que una dieta rica en alimentos antinflamatorios puede mejorar la salud de diversas maneras significativas.

Uno de los estudios más influyentes fue publicado en el "Journal of the American College of Cardiology", donde se examinó el impacto de los ácidos grasos omega-3 en la reducción de la inflamación y la mejora de la salud cardiovascular. Los resultados mostraron que los participantes que consumían regularmente pescado graso, una rica fuente de omega-3, tenían niveles significativamente más bajos de biomarcadores inflamatorios, como la proteína C reactiva (PCR), y un menor riesgo de eventos cardíacos mayores.

Otro estudio importante, publicado en el "Journal of Nutrition", investigó el efecto de los polifenoles, presentes en abundancia en frutas, verduras, té y vino tinto, en la salud. Este estudio encontró que los polifenoles pueden reducir eficazmente la inflamación y mejorar los marcadores metabólicos en pacientes con riesgo de enfermedades metabólicas, sugiriendo que un alto consumo de alimentos ricos en polifenoles puede ser una estrategia eficaz para prevenir la inflamación crónica.

La investigación en el "British Journal of Nutrition" exploró los beneficios de las dietas ricas en fibra, como aquellas que incluyen cereales integrales y legumbres. Los resultados destacaron que las fibras alimentarias pueden modular la respuesta inflamatoria intestinal, facilitando una mejor salud digestiva y reduciendo el riesgo de enfermedades inflamatorias intestinales.

Los estudios sobre la eficacia de las especias en la dieta antinflamatoria, en particular la cúrcuma y el jengibre, publicados en el "Journal of Medicinal Food", han demostrado que estos ingredientes no solo reducen la inflamación, sino que también ofrecen protección contra el daño oxidativo en las células. La cúrcuma, en particular, ha sido objeto de numerosos estudios por su compuesto activo, la curcumina, que se ha relacionado con la reducción de la inflamación en modelos de enfermedades como la artritis y el Alzheimer.

Estas investigaciones respaldan la idea de que modificar la dieta para incluir más alimentos antinflamatorios no solo puede reducir los síntomas de condiciones existentes, sino que también puede ofrecer una protección significativa contra el desarrollo de futuras complicaciones de salud. Estar al tanto de los datos científicos puede ayudar a los lectores a tomar decisiones informadas y motivarlos a adoptar hábitos alimenticios que respalden una vida más saludable y libre de inflamación.

RESUMEN DEL CAPÍTULO 1

En el primer capítulo de este libro, exploramos la naturaleza de la inflamación, diferenciando entre inflamación aguda y crónica, y destacando los efectos nocivos de esta última en la salud a largo plazo.

<u>Aquí están los puntos clave del capítulo</u>:

- La inflamación aguda es una respuesta inmediata del cuerpo a daños o amenazas, mientras que la inflamación crónica es una respuesta prolongada que puede causar daños en los tejidos y contribuir al desarrollo de enfermedades graves.
- Factores ambientales, estrés, estilos de vida no saludables y una dieta rica en alimentos proinflamatorios pueden contribuir a la inflamación crónica.

- Comprender las diferencias entre la inflamación aguda y crónica es fundamental para abordar los riesgos asociados con esta última y tomar medidas proactivas para reducir la inflamación.
- La dieta juega un papel crucial en la modulación de la inflamación, con ciertos alimentos que promueven la inflamación y otros que la reducen.
- Adoptar una dieta antiinflamatoria ofrece una amplia gama de beneficios para la salud, que van desde la mejora de la salud cardiovascular hasta el apoyo a la salud mental y la prevención del cáncer.
- La investigación científica respalda los beneficios de la dieta antiinflamatoria, demostrando su eficacia en la reducción de la inflamación y la mejora de la salud en general.

Reflexión y mantra

"Comprender la diferencia entre la inflamación aguda y crónica me capacita para tomar decisiones alimenticias que promuevan mi salud a largo plazo".

Entender cómo la inflamación crónica afecta mi salud me motiva a adoptar una dieta que reduzca la inflamación y promueva mi bienestar general. Cada elección alimenticia representa una oportunidad para fortalecer mi cuerpo y protegerme de enfermedades relacionadas con la inflamación.

Desafío...

¿Qué cambios puedes hacer en tu dieta y estilo de vida para reducir la inflamación y promover una mejor salud a largo plazo? Escríbelos.

CAPÍTULO 2

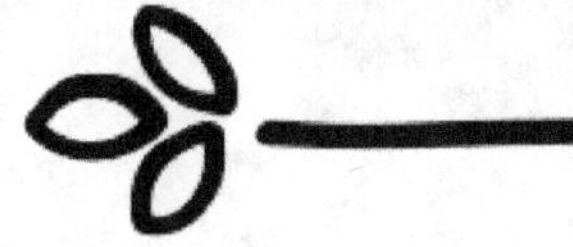 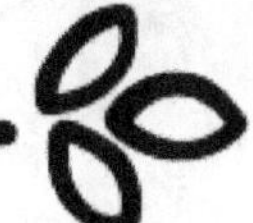

Beneficios científicos de la dieta antiinflamatoria

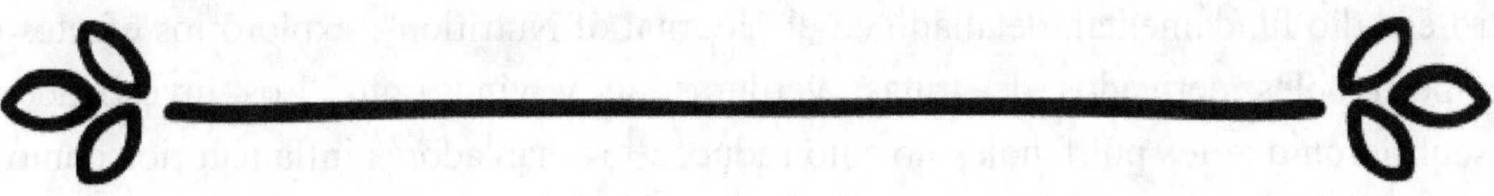

❧ Revisión de estudios científicos sobre la eficacia de la dieta antiinflamatoria

La dieta antiinflamatoria no es simplemente un concepto popular en el ámbito del bienestar; es un enfoque alimentario respaldado por una sólida base de investigaciones científicas. Los estudios mencionados aquí ofrecen una visión más detallada y específica que los introducidos en el primer capítulo, examinando cómo la dieta afecta directamente varios aspectos de la salud humana a través de mecanismos biológicos bien definidos.

❧ Impacto de los Omega-3 en la inflamación y la salud cardiovascular

Una extensa investigación realizada por la Universidad de Harvard ha examinado el efecto a largo plazo de los ácidos grasos omega-3 en la inflamación y la salud cardiovascular. Publicado en el "Journal of the American College of Cardiology", este estudio longitudinal involucró a más de 5,000 participantes, siguiéndolos durante un período de diez años. Los resultados indicaron que el consumo elevado de omega-3 provenientes tanto de fuentes vegetales como marinas se asoció con una reducción del 30% en el riesgo de eventos cardíacos mayores, como el infarto de miocardio. Los omega-3 demostraron modular la inflamación al reducir la producción de eicosanoides inflamatorios, moléculas que desempeñan un papel clave en las reacciones inflamatorias.

❧ Efectos de los polifenoles en el sistema metabólico e inflamatorio

Otro estudio fundamental, detallado en el "Journal of Nutrition", exploró los efectos de los polifenoles derivados de frutas, verduras, té y vino tinto. Los investigadores descubrieron que los polifenoles no solo reducen los marcadores inflamatorios como la IL-6 y la PCR, sino que también mejoran la sensibilidad a la insulina y la función endotelial. Estos resultados son especialmente significativos porque conectan el consumo de alimentos ricos en polifenoles con beneficios tangibles en la prevención de la diabetes tipo 2 y las enfermedades cardíacas, dos condiciones fuertemente influenciadas por los procesos inflamatorios.

❧ Rol de las fibras en la modulación de la inflamación intestinal

La investigación sobre el papel de las fibras en la dieta antiinflamatoria ha sido particularmente elocuente. Un estudio publicado en el "British Journal of Nutrition" demostró que un alto consumo de fibra proveniente de cereales integrales, legumbres y verduras reduce la inflamación en el colon, mejorando la salud intestinal. Esto es especialmente relevante para condiciones como el síndrome del intestino irritable y la enfermedad inflamatoria intestinal, donde la inflamación crónica desempeña un papel central.

❧ Contribución de las especias antiinflamatorias a la reducción de la inflamación

Las propiedades de las especias en la mitigación de la inflamación han sido ampliamente estudiadas. La cúrcuma, en particular, ha sido objeto de numerosos estudios clínicos y preclínicos por su compuesto activo, la curcumina. Publicado en el "Journal of Medicinal Food", un metanálisis de estos estudios reveló que la curcumina no solo reduce significativamente los niveles de biomarcadores inflamatorios en pacientes con condiciones proinflamatorias, sino que también mejora su calidad de vida al reducir el dolor y la rigidez asociados con condiciones como la artritis.

Estos estudios ilustran el fundamento científico para la adopción de una dieta antiinflamatoria y subrayan la importancia de basar las recomendaciones dietéticas en sólidas evidencias científicas. No solo confirman la eficacia de nutrientes y alimentos específicos en la reducción de la inflamación, sino que también ofrecen una guía práctica para aquellos que buscan optimizar su salud a través de la alimentación.

❧ Estudio en profundidad de los beneficios específicos de la dieta antiinflamatoria

Además de su capacidad para reducir la inflamación crónica, la dieta antiinflamatoria ofrece una amplia gama de beneficios directos que contribuyen a promover la salud y el bienestar general del individuo. Este segmento tiene como objetivo explorar en profundidad tales ventajas, destacando mejoras tangibles en la salud diaria y la prevención de condiciones crónicas.

Uno de los principales beneficios de la dieta antiinflamatoria es su capacidad para reducir el riesgo de enfermedades cardiovasculares. Numerosos estudios han demostrado que una dieta rica en alimentos antiinflamatorios como frutas, verduras, pescado y aceites vegetales puede ayudar a reducir el colesterol LDL ("malo") y mejorar la función endotelial, reduciendo así el riesgo de hipertensión, aterosclerosis e infartos.

Además, la dieta antiinflamatoria se ha asociado con una mejor gestión del peso corporal. Consumir alimentos que reducen la inflamación puede ayudar a controlar el apetito y promover la saciedad, reduciendo así el riesgo de sobrepeso y obesidad. Esto es especialmente significativo dado que la obesidad en sí misma es una condición inflamatoria y puede aumentar el riesgo de desarrollar otras enfermedades crónicas como la diabetes tipo 2 y ciertos tipos de cáncer.

Además, la dieta antiinflamatoria puede desempeñar un papel importante en la prevención y el control de las enfermedades autoinmunes. Al reducir la inflamación sistémica en el cuerpo, esta dieta puede ayudar a mitigar los síntomas asociados con condiciones como la artritis reumatoide, la enfermedad de Crohn y el lupus eritematoso sistémico, mejorando así la calidad de vida de los pacientes y reduciendo la necesidad de medicamentos inmunosupresores.

Otro beneficio significativo de la dieta antiinflamatoria es su potencial para optimizar la salud digestiva. Los alimentos ricos en fibra, antioxidantes y fitoquímicos pueden favorecer un microbioma intestinal saludable, reduciendo la inflamación intestinal y previniendo trastornos gastrointestinales como el síndrome del intestino irritable y la enfermedad inflamatoria intestinal.

Finalmente, la dieta antiinflamatoria puede tener un impacto positivo en la salud mental y el bienestar emocional. Algunos estudios sugieren que una dieta rica en alimentos antiinflamatorios puede reducir el riesgo de depresión y ansiedad, mejorando el estado de ánimo y la función cognitiva. Esto podría atribuirse tanto a los efectos directos de los alimentos en el cerebro como a la reducción de la inflamación sistémica, que se ha asociado con trastornos del estado de ánimo y enfermedades neurodegenerativas.

En conclusión, la dieta antiinflamatoria ofrece una amplia gama de beneficios que van más allá de la simple reducción de la inflamación crónica. Incorporar alimentos antiinflamatorios en la dieta puede contribuir significativamente a promover la salud y el bienestar general, reduciendo el riesgo de muchas enfermedades crónicas y mejorando la calidad de vida. .

❧ Citas de estudios y artículos revisados por expertos

Las citas y referencias a estudios y artículos revisados por pares son fundamentales para garantizar la credibilidad y confiabilidad del contenido científico. Pueden confirmar la eficacia y los beneficios de enfoques particulares, como la dieta antiinflamatoria. Aquí tienes una traducción del texto proporcionado:

"Una de las piedras angulares de cualquier argumento científico es la presencia de referencias y citas de estudios y artículos revisados por pares (evaluados por otros expertos en el campo antes de su publicación), asegurando la calidad y fiabilidad de la investigación, y ofreciendo una base sólida y confiable para las afirmaciones realizadas.

En el contexto de la dieta antiinflamatoria, numerosos estudios publicados en revistas científicas de alto nivel han proporcionado evidencia sustancial de la eficacia y los beneficios de este enfoque alimentario.

Un estudio significativo, publicado en el "Journal of Clinical Nutrition", examinó los efectos de una dieta antiinflamatoria en la reducción de la inflamación sistémica y la salud cardiovascular. Los investigadores siguieron a un grupo de individuos que adoptaron una dieta rica en frutas, verduras, pescado y aceites vegetales durante un período de seis meses. Los resultados mostraron una reducción significativa de los marcadores de inflamación en la sangre, como la proteína C reactiva (PCR) y la interleucina-6 (IL-6), junto con mejoras en la función endotelial, un indicador clave de la salud de los vasos sanguíneos.

Además, un estudio realizado en la Universidad de Harvard y publicado en el "Journal of the American College of Cardiology" examinó el impacto de los ácidos grasos omega-3 en la reducción de la inflamación y la prevención de enfermedades cardiovasculares. Los participantes que consumieron regularmente alimentos ricos en omega-3, como el salmón y las sardinas, mostraron niveles significativamente más bajos de biomarcadores de inflamación en la sangre y un menor riesgo de eventos cardíacos mayores durante un período de diez años.

Pruebas adicionales de la eficacia de la dieta antiinflamatoria provienen de un estudio publicado en el "British Journal of Nutrition", que examinó el papel de las fibras alimentarias en la modulación de la inflamación intestinal. Los participantes que siguieron una dieta rica en granos enteros, legumbres y verduras mostraron una reducción de la inflamación en el colon y una mejor salud digestiva en comparación con aquellos con una dieta pobre en fibras.

Del mismo modo, la investigación sobre las propiedades antiinflamatorias de las especias ha recibido una atención significativa. Un estudio realizado en la Universidad de Sídney y publicado en el "Journal of Medicinal Food" destacó los beneficios de la cúrcuma en la reducción de la inflamación y la mejora de la calidad de vida en pacientes con artritis reumatoide. La curcumina, el principal compuesto activo de la cúrcuma, demostró reducir los niveles de marcadores inflamatorios en la sangre y aliviar los síntomas dolorosos asociados con esta condición.

Todos estos estudios proporcionan una base sólida para las afirmaciones realizadas sobre la eficacia y los beneficios de la dieta antiinflamatoria. Las citas directas y las referencias a estas investigaciones revisadas por pares garantizan la credibilidad y autoridad del contenido presentado, brindando a los lectores la tranquilidad de que la información proporcionada está respaldada por pruebas científicas sólidas y confiables.

❀ El impacto en la salud general, la energía y el bienestar

La dieta antiinflamatoria va más allá de simplemente gestionar los síntomas; tiene un impacto profundo en la salud general, los niveles de energía y el bienestar emocional y físico en general. Esta sección explorará cómo esta dieta puede influir positivamente en estos aspectos cruciales de la vida diaria.

En primer lugar, la dieta antiinflamatoria trabaja para optimizar la salud general, proporcionando al cuerpo los nutrientes esenciales que necesita para funcionar de la mejor manera posible. Al reducir la inflamación crónica, se crea un entorno interno que favorece la curación y el bienestar a largo plazo. Los alimentos ricos en antioxidantes, vitaminas y minerales apoyan el sistema inmunológico, ayudan a combatir las infecciones y promueven la salud de las células y los tejidos.

Además, adoptar una dieta antiinflamatoria puede llevar a un aumento en los niveles de energía. Al eliminar los alimentos que causan picos de glucemia y promover un equilibrio estable de azúcares en la sangre, se evita la sensación de cansancio y somnolencia que a menudo sigue a las comidas. Además, alimentar el cuerpo con alimentos nutritivos y fácilmente digeribles proporciona una fuente constante de energía que sostiene las actividades diarias y mejora el rendimiento físico y cognitivo.

Desde el punto de vista del bienestar emocional, la dieta antiinflamatoria puede tener un impacto significativo en la salud mental. Estudios recientes han destacado la conexión entre la inflamación y condiciones como la depresión, la ansiedad y el estrés. Al reducir la inflamación en el cuerpo, se puede experimentar una mejora en el estado de ánimo, una mayor resiliencia al estrés y una sensación general de bienestar emocional.

Finalmente, la dieta antiinflamatoria puede contribuir a mejorar el bienestar físico general. Al reducir la inflamación en las articulaciones, se puede disminuir el dolor asociado con condiciones como la artritis reumatoide y mejorar la movilidad y la flexibilidad. Además, una dieta que apoya la salud cardiovascular puede reducir el riesgo de enfermedades cardíacas y promover la longevidad.

En resumen, la dieta antiinflamatoria ofrece beneficios que van mucho más allá de simplemente gestionar la inflamación. Optimiza la salud general, aumenta los niveles de energía, apoya el bienestar emocional y físico y mejora la calidad de vida en general. Este enfoque holístico de la nutrición representa una herramienta poderosa para alcanzar y mantener un óptimo estado de salud a largo plazo.

✿ Beneficios específicos de la dieta antiinflamatoria

La dieta antiinflamatoria ofrece una amplia gama de beneficios específicos que van más allá de simplemente reducir la inflamación, influyendo positivamente en la reducción del dolor, el fortalecimiento del sistema inmunológico, la gestión del peso y la salud mental. Exploramos en detalle cómo esta dieta puede ayudar en cada una de estas áreas cruciales para la salud.

En primer lugar, la reducción del dolor es uno de los beneficios más evidentes de la dieta antiinflamatoria, especialmente para aquellos que sufren de condiciones como la artritis. Los alimentos antiinflamatorios, como pescado rico en omega-3, frutas y verduras coloridas, y especias como la cúrcuma y el jengibre, son conocidos por su potencial para reducir la inflamación y aliviar el dolor articular y muscular. Estos alimentos también pueden contribuir a mejorar la flexibilidad y la movilidad, permitiendo una mayor libertad de movimiento y una mejor calidad de vida para aquellos que viven con condiciones dolorosas crónicas.

Además, la dieta antiinflamatoria desempeña un papel esencial en el fortalecimiento del sistema inmunológico. Los alimentos ricos en nutrientes como vitaminas, minerales y antioxidantes ayudan a respaldar la producción de glóbulos blancos y a fortalecer las defensas del cuerpo contra las infecciones. En particular, los alimentos que contienen vitamina C, vitamina D, zinc y probióticos son importantes para mantener un sistema inmunológico fuerte y resistente, reduciendo el riesgo de enfermedades e infecciones.

La gestión del peso es otro beneficio clave de la dieta antiinflamatoria. Este enfoque alimenticio se centra en el consumo de alimentos integrales, no procesados y ricos en nutrientes, que pueden ayudar a controlar el apetito, estabilizar los niveles de azúcar en la sangre y promover la saciedad a largo plazo. Al reducir la inflamación y mejorar la sensibilidad a la insulina, la dieta antiinflamatoria puede ser particularmente efectiva en la pérdida de peso y el mantenimiento de un peso corporal saludable.

Finalmente, la salud mental también se beneficia de la dieta antiinflamatoria. Estudios han demostrado que existe una conexión entre la inflamación crónica y condiciones como la depresión, la ansiedad y los trastornos del estado de ánimo. Al reducir la inflamación en el cuerpo, la dieta antiinflamatoria puede contribuir a mejorar el equilibrio químico del cerebro y a reducir los síntomas de estas condiciones. Además, una alimentación rica en nutrientes esenciales puede respaldar la salud del cerebro y mejorar la función cognitiva, promoviendo la claridad mental y la concentración.

En conclusión, la dieta antiinflamatoria ofrece una serie de beneficios específicos que van desde la reducción del dolor hasta el fortalecimiento del sistema inmunológico, desde la gestión del peso hasta el apoyo a la salud mental. Este enfoque alimentario holístico y basado en evidencia representa una poderosa herramienta para mejorar la salud y el bienestar general, ofreciendo una solución efectiva para aquellos que buscan optimizar su estado de salud a través de una nutrición óptima. .

❧ Testimonios y casos de estudio

Los testimonios y casos de estudio son elementos esenciales para ilustrar el impacto tangible de la dieta antiinflamatoria en la vida diaria de las personas. A través de estas historias reales, es posible comprender mejor cómo la adopción de una alimentación específica puede llevar a mejoras significativas en la salud y el bienestar.

Un testimonio destacado es el de María, una mujer que ha sufrido de artritis reumatoide durante años. Antes de adoptar la dieta antiinflamatoria, María vivía con dolor crónico y dependía en gran medida de medicamentos para controlar los síntomas. Sin embargo, después de realizar cambios significativos en su dieta, incluida la eliminación de alimentos con alto contenido inflamatorio como azúcares añadidos y alimentos procesados, María experimentó un notable alivio del dolor y una reducción de la inflamación. Hoy en día, María lleva una vida activa y sin dolor, demostrando cómo la dieta puede ser una poderosa aliada en el manejo de condiciones inflamatorias.

Otro ejemplo significativo es el de Luca, un hombre que ha luchado con problemas de salud mental, incluyendo ansiedad y depresión. Después de adoptar la dieta antiinflamatoria y aumentar el consumo de alimentos ricos en omega-3, como pescado y semillas de lino, Luca notó una mejora significativa en su estado de ánimo y salud mental. Al reducir la inflamación en el cuerpo, la dieta ayudó a estabilizar los estados de ánimo de Luca y a reducir los síntomas relacionados con la ansiedad y la depresión. Hoy en día, Luca se siente más enérgico, concentrado y en control de sus emociones, demostrando la conexión entre la alimentación y el bienestar mental.

Estos son solo dos ejemplos entre muchos que ilustran el impacto positivo de la dieta antiinflamatoria en la vida de las personas. Estudios de casos similares resaltan cómo un cambio en la alimentación puede llevar a cambios significativos en la salud física y mental, brindando esperanza y motivación a aquellos que buscan un enfoque natural e integrador para mejorar su calidad de vida.

Estos testimonios demuestran de manera tangible y poderosa cómo la dieta antiinflamatoria puede transformar positivamente la vida de las personas, ofreciendo esperanza e inspiración a quienes buscan mejorar su salud y bienestar a través de elecciones alimentarias conscientes.

RESUMEN DEL CAPÍTULO 2

En este capítulo, profundizamos en los beneficios científicos de la dieta antiinflamatoria, respaldados por una sólida base de investigaciones.

<u>Aquí están los puntos clave del capítulo</u>:

- Impacto de los Omega-3 en la Inflamación y la Salud Cardiovascular: Estudios de la Universidad de Harvard destacan la reducción del riesgo de eventos cardíacos mayores con un consumo elevado de omega-3.
- Efectos de los Polifenoles en el Sistema Metabólico e Inflamatorio: Investigaciones muestran que los polifenoles reducen marcadores inflamatorios y mejoran la sensibilidad a la insulina.
- Rol de las Fibras en la Modulación de la Inflamación Intestinal: El alto consumo de fibra reduce la inflamación en el colon, mejorando la salud intestinal.
- Contribución de las Especias Antiinflamatorias a la Reducción de la Inflamación: La cúrcuma y sus componentes reducen biomarcadores inflamatorios y mejoran la calidad de vida en pacientes con condiciones proinflamatorias.

Reflexión y mantra

"La dieta antiinflamatoria es una elección poderosa para una vida más saludable".

Entender la base científica detrás de la dieta antiinflamatoria nos motiva a tomar decisiones conscientes sobre nuestra alimentación. Cada elección alimenticia representa una oportunidad para fortalecer nuestro cuerpo y promover un bienestar duradero.

Desafío…

¿Cómo puedes incorporar más alimentos antiinflamatorios en tu dieta diaria para mejorar tu salud y bienestar general? Escribe tus ideas en base a lo visto hasta ahora.

CAPÍTULO 3

*Los SÍ y los NO
de una dieta
antiinflamatoria*

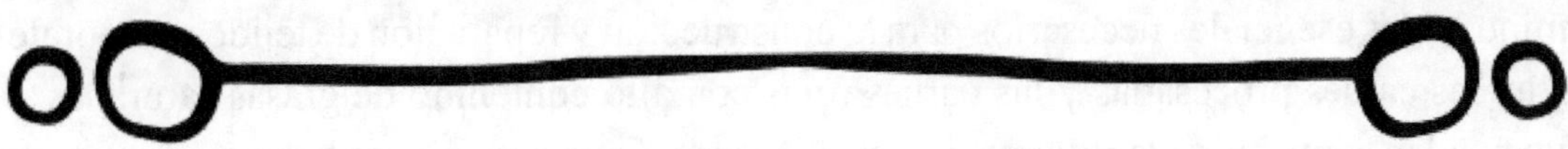

En este capítulo, exploraremos detalladamente los alimentos que favorecen la reducción de la inflamación en el cuerpo, ofreciendo una lista completa de opciones saludables y nutricionalmente ricas que pueden contribuir a mejorar tu salud general. Es fundamental comprender el papel que juega la elección de los alimentos en la modulación de la inflamación crónica y cómo pequeños cambios en la dieta diaria pueden marcar una gran diferencia en tu bienestar general.

⊙⊙ Lista detallada de alimentos antiinflamatorios

Frutas: Las frutas son una rica fuente de antioxidantes, vitaminas y minerales que pueden ayudar a combatir la inflamación en el cuerpo. Opta por frutas frescas de temporada, como bayas, cerezas, granadas, cítricos y kiwi. Estas frutas son particularmente ricas en compuestos antioxidantes como la vitamina C y los flavonoides, que pueden reducir el estrés oxidativo y la inflamación.

Vegetales: Los vegetales de hojas verdes oscuro, como espinacas, col rizada y acelgas, son ricos en nutrientes como folatos y vitamina K, que pueden contribuir a reducir la inflamación. También las verduras crucíferas, como brócoli, coliflor y coles de Bruselas contienen compuestos fitoquímicos con propiedades antiinflamatorias. No olvides incluir una variedad de colores en tus vegetales, ya que cada color indica la presencia de diferentes antioxidantes y fitonutrientes.

Grasas saludables: Los ácidos grasos omega-3 son conocidos por sus potentes propiedades antiinflamatorias. Fuentes de omega-3 incluyen pescado graso como salmón, caballa y sardinas, nueces, semillas de lino y aceite de semilla de cáñamo. Integrar estas fuentes de grasas saludables en tu dieta puede ayudar a reducir la inflamación en el cuerpo y mejorar la salud cardiovascular.

Proteínas magras: Las proteínas magras, como pollo, pavo, pescado y tofu, proporcionan aminoácidos esenciales necesarios para la construcción y reparación de tejidos corporales. Evita las carnes procesadas y las carnes rojas con alto contenido de grasas saturadas, ya que pueden contribuir a la inflamación en el cuerpo. Opta por fuentes de proteínas magras y completas que proporcionen nutrientes sin exceso de grasas saturadas.

Cereales integrales: Los cereales integrales, como quinua, espelta, cebada y avena, son ricos en fibra, vitaminas del grupo B y minerales como magnesio y selenio. Estos nutrientes pueden desempeñar un papel clave en la reducción de la inflamación y el apoyo a la salud digestiva. Siempre elige cereales integrales en lugar de refinados, ya que contienen más nutrientes y fibra que favorecen la reducción de la inflamación.

Beneficios específicos para la salud

Cada categoría de alimentos enumerada aquí ofrece una serie de beneficios específicos para la salud, que van desde la reducción de la inflamación hasta la optimización de la salud cardiovascular y la función cerebral. Integrar una variedad de estos alimentos en tu dieta diaria puede contribuir a mejorar tu salud general y reducir el riesgo de condiciones crónicas asociadas con la inflamación.

Próximo paso: examinaremos los alimentos proinflamatorios a limitar o evitar, ofreciendo una comprensión más profunda del papel que juega la elección de alimentos en la inflamación crónica y la salud general.

o◯ Alimentos Proinflamatorios para limitar o evitar

En nuestra búsqueda por adoptar una dieta antiinflamatoria, es igualmente importante identificar los alimentos que pueden desencadenar o exacerbar la inflamación en el cuerpo. Comprender la razón científica detrás de la limitación de estos alimentos puede proporcionar una motivación adicional para evitar o reducir su consumo en nuestra dieta diaria.

Alimentos Fritos: Los alimentos fritos a menudo son ricos en grasas trans y ácidos grasos omega-6, que pueden promover la inflamación en el cuerpo. Durante el proceso de fritura a altas temperaturas, los aceites vegetales pueden oxidarse, produciendo compuestos proinflamatorios. Además, los alimentos fritos tienden a ser ricos en calorías vacías y pobres en nutrientes esenciales, lo que puede contribuir a la inflamación y al aumento de peso.

Azúcares Refinados: Los azúcares refinados, como los presentes en bebidas azucaradas, dulces, galletas y otros productos horneados, tienen un alto índice glucémico y pueden causar picos de azúcar en la sangre seguidos de una rápida caída. Estas fluctuaciones pueden desencadenar una respuesta inflamatoria en el cuerpo y aumentar el riesgo de condiciones como la obesidad, la diabetes tipo 2 y las enfermedades cardíacas.

Carnes Procesadas: Las carnes procesadas, como embutidos, salchichas y panceta, a menudo son ricas en sodio, grasas saturadas y aditivos químicos que pueden promover la inflamación y aumentar el riesgo de enfermedades crónicas. Además, durante el proceso de procesamiento de las carnes, pueden formarse compuestos químicos dañinos, como las aminas heterocíclicas (HCA) y los hidrocarburos aromáticos policíclicos (PAH), que se han asociado con un mayor riesgo de cáncer.

Algunos Tipos de Grasas Saturadas: Si bien no todas las grasas saturadas son iguales, algunos tipos pueden contribuir a la inflamación y a la salud cardiovascular comprometida. Por ejemplo, las grasas saturadas presentes en carnes rojas no magras y lácteos altos en grasas pueden aumentar el colesterol LDL ("malo") en la sangre y promover la inflamación de las arterias, aumentando así el riesgo de enfermedades cardíacas.

La Ciencia Dietética detrás de la Limitación

La razón científica detrás de la limitación de estos alimentos en la dieta antiinflamatoria se basa en los mecanismos biológicos que influyen en la inflamación en el cuerpo. Los alimentos fritos, los azúcares refinados, las carnes procesadas y algunos tipos de grasas saturadas pueden activar la producción de citoquinas proinflamatorias en el cuerpo, además de promover la obesidad y la acumulación de grasa visceral, que está asociada con un aumento de la inflamación crónica.

Además, estos alimentos tienden a ser pobres en nutrientes esenciales como vitaminas, minerales y antioxidantes, que son cruciales para la reducción de la inflamación y el mantenimiento de la salud general. Sustituir los alimentos proinflamatorios por opciones más nutritivas y antiinflamatorias puede ayudar a equilibrar la respuesta inflamatoria en el cuerpo y promover una mejor salud a largo plazo.

Próximo Paso: exploraremos consejos prácticos para modificar la dieta diaria, ofreciendo sugerencias útiles sobre cómo sustituir los alimentos proinflamatorios por alternativas más saludables y nutritivas.

oO Consejos prácticos para modificar la dieta diaria

La transición hacia una dieta antiinflamatoria puede parecer un desafío inicial, pero con los consejos y estrategias adecuadas, se convierte en un camino accesible y gratificante hacia una mejor salud. Aquí tienes algunos consejos prácticos para modificar tu dieta diaria y adoptar hábitos alimenticios que apoyen activamente la reducción de la inflamación en el cuerpo.

<u>Hacer la compra de manera consciente:</u>

Planifica con antelación: Antes de ir al supermercado, planifica las comidas de la semana y elabora una lista de la compra basada en los alimentos antiinflamatorios que deseas incluir en tu dieta.

Lee las etiquetas de los alimentos: Tómate el tiempo para leer detenidamente las etiquetas de los alimentos y elige aquellos con ingredientes naturales y mínimamente procesados. Evita los productos con adición de azúcares, aceites hidrogenados y conservantes artificiales.

Prefiere alimentos frescos: Elige frutas, verduras, carnes magras, pescado, legumbres y cereales integrales en lugar de alimentos envasados y procesados. Los alimentos frescos son ricos en nutrientes esenciales y pueden ayudar a reducir la inflamación en el cuerpo.

Sustituye los alimentos proinflamatorios:

Grasas más saludables: Reemplaza los aceites vegetales refinados como el de maíz y soja por aceites más saludables como el aceite de oliva virgen extra, rico en grasas monoinsaturadas que han demostrado reducir la inflamación en el cuerpo.

Fuentes de proteínas magras: Reduce el consumo de carnes rojas procesadas y opta por fuentes de proteínas magras como pollo, pavo, pescado y legumbres. Estas proteínas magras proporcionan nutrientes esenciales sin el exceso de grasas saturadas presentes en las carnes procesadas.

Carbohidratos complejos: Elige cereales integrales como la espelta, quinua, cebada y avena en lugar de productos a base de harina blanca. Los carbohidratos complejos tienen un menor impacto en el nivel de azúcar en la sangre y proporcionan fibra que favorece la salud digestiva y reduce la inflamación.

Prepara comidas que apoyen la salud:

Planifica las comidas: Dedica tiempo a preparar las comidas semanales, planificando platos equilibrados que incluyan una variedad de alimentos antiinflamatorios. Preparar las comidas con anticipación puede ayudarte a evitar elecciones alimenticias poco saludables cuando tienes prisa.

Experimenta con especias y hierbas: Agrega especias como cúrcuma, jengibre, canela, pimienta negra y orégano a tus platos para aumentar el contenido antioxidante y antiinflamatorio de las comidas.

Equilibra los macronutrientes: Intenta mantener un equilibrio entre proteínas, carbohidratos y grasas saludables en cada comida para garantizar una ingesta nutricional óptima y mantener estables los niveles de azúcar en la sangre.

Adoptar estos consejos prácticos en tu rutina diaria puede ayudarte a transformar gradualmente tu dieta en una fuente de nutrición para tu cuerpo, reduciendo la inflamación y mejorando tu salud en general. Con paciencia y compromiso, cada pequeño paso hacia una dieta antiinflamatoria cuenta en tu camino hacia el bienestar.

oO Explicaciones científicas sobre el efecto de los alimentos en la inflamación corporal

La relación entre la alimentación y la inflamación en nuestro cuerpo es un asunto complejo, influenciado por múltiples factores más allá del simple contenido calórico de los alimentos. Para entender completamente por qué algunos alimentos pueden considerarse beneficiosos o perjudiciales en términos de inflamación, es fundamental examinar los nutrientes y compuestos bioactivos presentes en ellos, así como su impacto en los procesos fisiológicos que regulan la respuesta inflamatoria.

Grasas saturadas vs. grasas insaturadas: Las grasas saturadas, comunes en alimentos de origen animal y productos procesados, han sido asociadas con un aumento de la inflamación en el cuerpo. Esto se debe a que pueden activar mecanismos inflamatorios específicos a nivel celular y promover la acumulación de grasa en el organismo, contribuyendo así a la respuesta inflamatoria sistémica. Por el contrario, las grasas insaturadas, como las encontradas en el aceite de oliva, los aguacates y los frutos secos, han demostrado tener efectos antiinflamatorios, reduciendo los niveles de citoquinas inflamatorias y mejorando la salud cardiovascular.

Azúcares simples y complejos: Los azúcares refinados, como los presentes en dulces, bebidas azucaradas y alimentos procesados, pueden aumentar la inflamación en el cuerpo a través de varios mecanismos, incluyendo un aumento en la producción de radicales libres y una mayor activación de las vías inflamatorias. Por el contrario, los carbohidratos complejos, como los presentes en cereales integrales, verduras y legumbres, proporcionan una fuente de energía más estable y se asocian con un menor riesgo de inflamación crónica.

Antioxidantes y fitonutrientes: Los alimentos ricos en antioxidantes, como los frutos rojos, cítricos, verduras de hoja verde y frutos secos, son fundamentales para reducir la inflamación en el cuerpo. Los antioxidantes contrarrestan la acción de los radicales libres, moléculas inestables que pueden dañar las células y desencadenar procesos inflamatorios. De manera similar, los fitonutrientes presentes en alimentos como la cúrcuma, el jengibre, el ajo y el té verde han demostrado tener potentes propiedades antiinflamatorias, regulando las vías de señalización inflamatoria y protegiendo las células del daño oxidativo.

Proteínas y aminoácidos: Las proteínas magras, como las presentes en pescado, aves y legumbres, proporcionan aminoácidos esenciales necesarios para la reparación y regeneración de los tejidos. Sin embargo, algunas fuentes de proteínas pueden contribuir a la inflamación si se consumen en exceso o están asociadas con condiciones como la obesidad o el hipercolesterolemia. Es importante equilibrar la ingesta de proteínas y elegir fuentes de alta calidad para maximizar los beneficios para la salud.

Comprender la conexión entre la alimentación y la inflamación es fundamental para tomar decisiones alimenticias informadas que favorezcan la salud general y reduzcan el riesgo de enfermedades relacionadas con la inflamación crónica. Incorporar una variedad de alimentos antiinflamatorios en tu dieta diaria puede ayudar a mantener un equilibrio óptimo entre los procesos inflamatorios y antiinflamatorios en el cuerpo, promoviendo así el bienestar a largo plazo.

o⃝ Alimentos Antiinflamatorios

Frutas:

- Frutos del bosque (fresas, arándanos, frambuesas)
- Cítricos (naranjas, limones, pomelos)
- Manzanas
- Peras
- Albaricoques
- Piña
- Kiwi

Verduras:

- Verduras de hoja verde (espinacas, col rizada, rúcula)
- Tomates
- Zanahorias
- Pimientos
- Calabacines
- Remolachas

- Cebollas

Legumbres:

- Garbanzos
- Frijoles negros
- Lentejas
- Frijoles blancos
- Guisantes

Grasas Saludables:

- Aceite de oliva virgen extra
- Aguacate
- Frutos secos (nueces, almendras, avellanas)

Pescado y Mariscos:

- Salmón
- Caballa
- Sardinas
- Atún
- Camarones

Proteínas Magras:

- Pechuga de pollo
- Pavo
- Huevos
- Tofu

Cereales Integrales:

- Avena
- Quinoa

- Arroz integral
- Espelta
- Cebada

Especias y Hierbas:

- Cúrcuma
- Jengibre
- Ajo
- Canela
- Orégano

oO Alimentos proinflamatorios para limitar o evitar

Azúcares Refinados:

- Dulces (pasteles, galletas, chocolate)
- Bebidas azucaradas (refrescos, jugos de frutas con azúcar añadido)
- Cereales para el desayuno azucarados

Grasas Saturadas:

- Carne roja (res, cerdo)
- Quesos grasos
- Mantequilla
- Margarina

Carnes Procesadas:

- Embutidos (salami, jamón, panceta)
- Salchichas
- Perros calientes
- Carne enlatada

Alimentos Procesados:

- Aperitivos envasados (patatas fritas, snacks salados)
- Productos horneados con grasas hidrogenadas
- Comidas precocinadas y congeladas
- Comida rápida

Grasas Trans:

- Margarina
- Productos horneados envasados (galletas, cruasanes)
- Snacks procesados (galletas saladas, patatas fritas)

Utiliza estas listas como guía al planificar tus comidas y hacer la compra. Enfócate en una dieta rica en alimentos antiinflamatorios y limita la ingesta de alimentos proinflamatorios para promover tu salud general y reducir la inflamación en tu cuerpo.

RESUMEN DEL CAPITULO 3

En este capítulo, se examinan detalladamente los alimentos que tienen un impacto significativo en la inflamación del cuerpo. Se proporciona una lista completa de opciones saludables y nutricionalmente ricas que pueden contribuir a mejorar la salud general.

<u>Hemos visto específicamente</u>:

- Una lista detallada de alimentos antiinflamatorios
- Los alimentos proinflamatorios para limitar o evitar
- Explicaciones científicas sobre el efecto de los alimentos en la inflamación corporal

Reflexión y mantra

"La elección consciente de alimentos es el primer paso hacia una vida antiinflamatoria y saludable."

Cada bocado que tomamos puede ser una oportunidad para fortalecer nuestro cuerpo y promover un bienestar duradero.

Desafío...

¿Consumías ya de modo consciente alimentos antiinflamatorios? ¿Cuáles? ¿Qué alimentos proinflamatorios son más propensos en tu día a día? ¿Crees que podrás reemplazarlos con variantes antiinflamatorias? Escribe una afirmación contundente que te motive a hacerlo.

CAPITULO 4

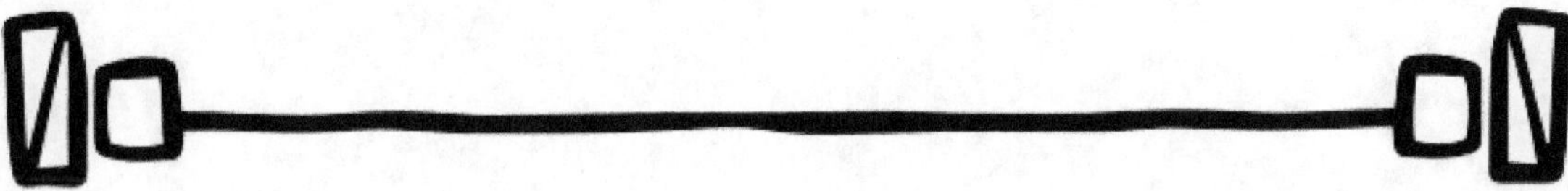

Planes alimenticios y preparación de comidas

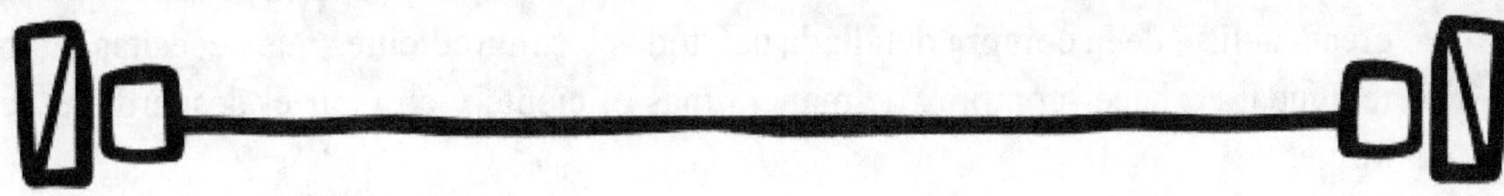

En el núcleo de una dieta antiinflamatoria eficaz se encuentra una planificación alimentaria cuidadosa y estratégica. En este capítulo, exploraremos cómo crear planes alimentarios semanales que no solo sean saludables y nutritivos, sino también sabrosos y variados. Seguir una estructura bien organizada para las comidas semanales puede hacer que la transición hacia una dieta antiinflamatoria sea más manejable y gratificante a largo plazo.

Guía para la Preparación de Planes Alimentarios Semanales

Planificar las comidas semanales requiere un poco de tiempo y esfuerzo inicial, pero puede ahorrar mucho tiempo y estrés durante la semana. Aquí hay algunos pasos clave para crear un plan alimentario semanal efectivo:

- **Establecer Objetivos y Preferencias**: Antes de comenzar, es importante establecer objetivos claros para tu dieta y tener en cuenta tus preferencias alimentarias. Por ejemplo, es posible que desees aumentar el consumo de verduras de hoja verde o reducir la ingesta de carbohidratos refinados.
- **Identificar las Comidas Principales**: Comienza planificando las comidas principales del día: desayuno, almuerzo y cena. Asegúrate de incluir una variedad de alimentos antiinflamatorios en cada comida para maximizar los beneficios para la salud.
- **Equilibrar los Nutrientes**: Asegúrate de que cada comida contenga una combinación equilibrada de proteínas, carbohidratos y grasas saludables. Las proteínas magras, como el pescado y el tofu, pueden combinarse con verduras de hoja verde y cereales integrales para proporcionar una nutrición completa.

- **Variar los Alimentos**: Intenta variar los alimentos cada día para evitar la monotonía y maximizar la ingesta de nutrientes. Experimenta con nuevas recetas e ingredientes para mantener la alimentación interesante y estimulante.

- **Preparar una Lista de la Compra**: Una vez que hayas planificado las comidas, crea una lista de la compra detallada con todos los ingredientes que necesitas. Esto te ayudará a hacer compras de manera más eficiente y a evitar el desperdicio de alimentos.

- **Tener en Cuenta las Actividades**: Considera tus actividades semanales al planificar las comidas. Si sabes que tendrás una noche ocupada, opta por platos simples y rápidos de preparar.

- **Flexibilidad**: Sé flexible con tu plan alimentario y no tengas miedo de hacer cambios sobre la marcha. La vida puede ser impredecible, así que es importante adaptar tu plan a las circunstancias cambiantes.

Crear un plan alimentario semanal requiere práctica, pero con el tiempo se volverá más fácil e intuitivo. Tómate el tiempo necesario para planificar con cuidado y pronto verás los beneficios de una dieta bien organizada y nutritiva.

Estas pautas proporcionarán una estructura sólida para la preparación de las comidas semanales, permitiendo a los lectores integrar con éxito la dieta antiinflamatoria en su rutina diaria. Continuaremos explorando consejos prácticos para la preparación de comidas, ejemplos de menús semanales y más en los próximos párrafos.

Consejos prácticos para la preparación de comidas: simplifica y disfruta el proceso

La clave para mantener una dieta antiinflamatoria consistente es la preparación de las comidas. Con un poco de planificación y estrategia, puedes hacer que la preparación de las comidas sea una actividad eficiente y gratificante. Aquí tienes algunos consejos prácticos para simplificar el proceso y asegurarte de tener comidas saludables y deliciosas al alcance de la mano:

Prepara con Anticipación: Dedica tiempo una o dos veces a la semana para preparar porciones extras de alimentos básicos como arroz integral, quinoa o pollo a la parrilla.

Estos alimentos pueden integrarse fácilmente en varios platos durante la semana, ahorrándote tiempo y esfuerzo en los días más ocupados.

Aprovecha la Congelación: Muchos platos pueden prepararse con anticipación y guardarse en el congelador para una solución rápida y conveniente para las comidas. Por ejemplo, puedes preparar sopas, guisos o cazuelas en grandes cantidades y congelarlas en porciones individuales para un almuerzo o cena rápidos.

Planifica las Comidas en Familia: Involucra a la familia en la planificación de las comidas semanales. Pídeles que sugieran sus platos favoritos y únelos en la preparación de las comidas. Esto hará que el proceso sea más divertido e inclusivo para todos.

Utiliza Contenedores para Almacenar las Comidas: Invierte en contenedores de buena calidad para almacenar las comidas preparadas de manera segura e higiénica. Opta por contenedores herméticos y aptos para microondas para maximizar la frescura y conveniencia.

Experimenta con Especias y Hierbas: Las especias y hierbas aromáticas pueden convertir incluso los platos más simples en experiencias culinarias gratificantes. Experimenta con una variedad de condimentos y sabores para agregar sabor e interés a tus comidas antiinflamatorias.

Recalentamiento Seguro: Cuando recalientes las comidas preparadas con anticipación, asegúrate de hacerlo de manera segura para evitar el riesgo de contaminación alimentaria. Calienta completamente los alimentos hasta que alcancen una temperatura interna segura y evita dejar los alimentos a temperatura ambiente durante largos períodos de tiempo.

Mantén la Hidratación: Recuerda beber suficiente agua durante la preparación de las comidas. El agua es esencial para mantener el cuerpo hidratado y apoyar la salud en general.

Variación y Creatividad: No temas experimentar con nuevas recetas e ingredientes. La variedad es fundamental para mantener el entusiasmo por la dieta antiinflamatoria. Explora recetas de diferentes culturas culinarias e incorpora una amplia gama de alimentos antiinflamatorios en tu dieta.

Organización en la Cocina: Mantén tu cocina limpia y organizada. Asegúrate de tener todos los utensilios e ingredientes necesarios antes de comenzar a cocinar. Esto te permitirá ahorrar tiempo y reducir el estrés durante la preparación de las comidas.

Prepara Snacks Saludables: Además de las comidas principales, asegúrate de tener también snacks saludables disponibles. Prepara porciones individuales de frutas frescas, verduras cortadas o frutos secos para un refrigerio rápido y nutritivo entre las comidas principales.

Involucra a Toda la Familia: Involucra a los miembros de la familia en la preparación de las comidas. Organiza noches de cocina en las que todos puedan participar en la preparación de una comida. Esto no solo hará que el proceso sea más divertido, sino que también ayudará a crear un sentido de colaboración y compartir entre los miembros de la familia.

Explora el Mercado Local: Visita el mercado local o el huerto de tu zona para comprar productos frescos y de temporada. No solo tendrás acceso a ingredientes de alta calidad, sino que también apoyarás a los productores locales y reducirás el impacto ambiental de tus compras.

Crea un Ambiente Relajante: Enciende música agradable, prepara una taza de té o café y tómate el tiempo necesario para disfrutar del proceso de preparación de las comidas. Crear un ambiente relajante hará que la experiencia sea más placentera y te permitirá concentrarte en tus creaciones culinarias.

Preparar las comidas con anticipación puede parecer un desafío, pero siguiendo estos consejos prácticos, harás que este proceso no solo sea manejable sino también gratificante. La planificación y preparación de las comidas pueden ser una experiencia que contribuya a tu bienestar general y vitalidad. Continúa explorando nuevas recetas y enfoques en la cocina para mantener viva tu pasión por comer sano y delicioso.

Explorando los menús Antiinflamatorios: Deliciosas variaciones para una óptima salud

En la búsqueda de una alimentación que favorezca la reducción de la inflamación en el cuerpo, la variedad y el equilibrio son fundamentales. Por lo tanto, te ofrecemos dos semanas completas de menús antiinflamatorios, llenos de sabores deliciosos y nutrientes que contribuirán a tu bienestar general. Juntos exploraremos estos menús sabrosos y saludables, convirtiendo así la dieta antiinflamatoria en una experiencia gratificante y satisfactoria.

NOTAS:

- Todas las recetas relacionadas con estos platos se encuentran en el capítulo 5, listas para inspirarte y guiarte en la preparación de comidas que te harán sentir bien por dentro y por fuera.
- Si no te gusta un plato en particular, puedes sustituirlo por otro de la misma categoría (desayuno, meriendas, almuerzo/cena).
- Si tienes poco tiempo durante la semana, puedes planificar un menú simplificado eligiendo 3 o 4 de las recetas más fáciles, rápidas y sabrosas de cada categoría, y combinarlas según tus preferencias en función de tu gusto, tiempo y presupuesto.
- Este menú es una guía variada y sabrosa, repleta de alimentos que te ayudarán enormemente en tu camino hacia la anti inflamación, pero no debes seguirlo de manera rígida. Es solo una sugerencia. Puedes jugar libremente intercambiando los platos. Solo asegúrate de que las elecciones sean variadas para garantizar una dieta equilibrada.

Siempre consulta a tu médico antes de realizar cambios drásticos en tu alimentación.

MENU SEMANAL 1

Lunes:

- <u>Desayuno</u>: ***Avena cocida con leche de almendras, arándanos frescos y nueces picadas.***

Beneficios antiinflamatorios: La avena es rica en fibra soluble que apoya la salud digestiva y reduce la inflamación. Los arándanos son ricos en antioxidantes que combaten la inflamación en el cuerpo. Las nueces proporcionan ácidos grasos omega-3 que tienen propiedades antiinflamatorias. La leche de almendras es una fuente de vitamina E, que ha demostrado tener efectos antiinflamatorios en el cuerpo, ayudando a reducir el estrés oxidativo.

- <u>Merienda de la mañana</u>: ***Palitos de zanahoria con hummus.***

Beneficios antiinflamatorios: Las zanahorias son ricas en betacaroteno, un antioxidante que combate la inflamación. El hummus, hecho con garbanzos y aceite de oliva, proporciona proteínas y grasas saludables que ayudan a reducir la inflamación.

- <u>Almuerzo</u>: ***Ensalada de quinua con verduras a la parrilla y salsa de aguacate.***

Beneficios antiinflamatorios: La quinua es una fuente de proteínas completas y fibra que apoyan la salud digestiva. Las verduras a la parrilla son ricas en antioxidantes que combaten la inflamación, mientras que el aguacate proporciona grasas monoinsaturadas que tienen propiedades antiinflamatorias.

- <u>Merienda de la tarde</u>: ***Yogur griego con miel y almendras en rodajas.***

Beneficios antiinflamatorios: El yogur griego es rico en proteínas y probióticos que apoyan la salud intestinal y reducen la inflamación. La miel es un endulzante natural con propiedades antiinflamatorias, mientras que las almendras proporcionan ácidos grasos omega-3 que tienen efectos antiinflamatorios.

- Cena: ***Salmón al horno con espárragos y calabacines a la parrilla.***

Beneficios antiinflamatorios: El salmón es rico en ácidos grasos omega-3 que tienen potentes propiedades antiinflamatorias. Los espárragos y los calabacines son ricos en antioxidantes y fibra que ayudan a reducir la inflamación en el cuerpo.

Martes:

- Desayuno: ***Batido verde con espinacas, aguacate, manzana verde y leche de almendras.***

Beneficios antiinflamatorios: Las espinacas son ricas en antioxidantes como la vitamina C y el betacaroteno, que ayudan a reducir la inflamación. El aguacate aporta grasas monoinsaturadas con propiedades antiinflamatorias, mientras que las manzanas verdes son ricas en fibra y vitamina C. La leche de almendras es fuente de vitamina E, que ha demostrado tener efectos antiinflamatorios en el cuerpo, reduciendo el estrés oxidativo.

- Merienda de la mañana: ***Rollos de pepino rellenos de queso ricota.***

Beneficios antiinflamatorios: El pepino es rico en agua y contiene flavonoides que tienen propiedades antiinflamatorias. La ricota es una buena fuente de proteínas y calcio, que ayudan a reducir la inflamación.

- Almuerzo: ***Sopa de lentejas y verduras con una rebanada de pan integral.***

Beneficios antiinflamatorios: Las lentejas son ricas en fibra y proteínas vegetales, que apoyan la salud digestiva y reducen la inflamación. Las verduras en la sopa proporcionan una variedad de antioxidantes que combaten la inflamación, mientras que el pan integral es rico en fibra que ayuda a mantener estables los niveles de azúcar en la sangre.

- Merienda de la tarde: ***Palitos de zanahoria con hummus.***

Beneficios antiinflamatorios: Las zanahorias son ricas en betacaroteno, un antioxidante que combate la inflamación. El hummus, hecho con garbanzos y aceite de oliva, proporciona proteínas y grasas saludables que ayudan a reducir la inflamación.

- <u>Cena</u>: ***Pollo al curry con verduras servido con arroz integral.***

Beneficios antiinflamatorios: El pollo es una fuente magra de proteínas y contiene minerales como el zinc, que apoya la función inmunológica y ayuda a reducir la inflamación. Las verduras en el curry proporcionan antioxidantes que combaten la inflamación, mientras que el arroz integral es rico en fibra y nutrientes que ayudan a reducir la inflamación en el cuerpo.

Miércoles:

- <u>Desayuno</u>: ***Panqueques integrales con arándanos frescos y un chorrito de jarabe de arce.***

Beneficios antiinflamatorios: Los arándanos son ricos en antioxidantes como las antocianinas, que tienen propiedades antiinflamatorias.

- <u>Merienda de la mañana</u>: ***Mezcla de frutos secos (almendras, nueces, avellanas).***

Beneficios antiinflamatorios: Las almendras y las nueces son ricas en ácidos grasos monoinsaturados y poliinsaturados, que pueden ayudar a reducir la inflamación. Las avellanas son una fuente de ácido oleico, que tiene propiedades antiinflamatorias.

- <u>Almuerzo</u>: ***Pastel de verduras al horno con ensalada mixta.***

Beneficios antiinflamatorios: Las verduras en el pastel proporcionan una variedad de antioxidantes y fitonutrientes que combaten la inflamación. La ensalada mixta es rica en fibra y vitaminas que apoyan la salud general.

- <u>Merienda de la tarde</u>: ***Yogur griego con granola sin azúcar y fruta fresca.***

Beneficios antiinflamatorios: El consumo de yogur griego puede favorecer la salud intestinal gracias a los probióticos, que pueden ayudar a reducir la inflamación. La fruta fresca añade vitaminas y antioxidantes que apoyan la salud general.

- <u>Cena</u>: ***Tortillas de maíz con salmón ahumado, aguacate y ensalada de tomate.***

Beneficios antiinflamatorios: El salmón es rico en ácidos grasos omega-3 que tienen propiedades antiinflamatorias. El aguacate proporciona grasas monoinsaturadas que apoyan la reducción de la inflamación, mientras que los tomates son ricos en licopeno, un potente antioxidante que combate la inflamación.

Jueves:

- <u>Desayuno</u>: ***Tostadas integrales con crema de aguacate y rodajas de tomate.***

Beneficios antiinflamatorios: El pan integral es rico en fibra, que puede ayudar a reducir la inflamación intestinal y mejorar la salud general. El aguacate es rico en grasas monoinsaturadas, como el ácido oleico, que pueden ayudar a reducir la inflamación. Los tomates son una fuente de licopeno, un antioxidante que ha demostrado reducir la inflamación.

- <u>Merienda de la mañana</u>: ***Fruta fresca (melocotones, ciruelas, cerezas).***

Beneficios antiinflamatorios: Los melocotones son ricos en vitamina C y antioxidantes que pueden ayudar a reducir la inflamación. Las ciruelas contienen antioxidantes y fibra que apoyan la salud digestiva y reducen la inflamación. Las cerezas son una fuente de antioxidantes como las antocianinas, que han demostrado tener efectos antiinflamatorios en el cuerpo, ayudando a reducir la inflamación y protegiendo contra las enfermedades crónicas.

- <u>Almuerzo</u>: ***Pasta integral con pesto de espinacas y nueces.***

Beneficios antiinflamatorios: La pasta integral es una fuente de carbohidratos complejos y fibra, que ayudan a mantener estables los niveles de azúcar en la sangre y a reducir la inflamación.

- <u>Merienda de la tarde</u>: ***Palitos de pepino con hummus.***

Beneficios antiinflamatorios: El pepino es rico en agua y fibra que apoyan la digestión y reducen la inflamación. El hummus proporciona grasas monoinsaturadas y proteínas que tienen propiedades antiinflamatorias y proporcionan energía sostenible.

- <u>Cena</u>: ***Quiche de espinacas y ricota sin corteza con ensalada verde.***

Beneficios antiinflamatorios: Las espinacas son ricas en antioxidantes y vitaminas que combaten la inflamación. La ricota es una fuente de proteínas y calcio, que puede ayudar a reducir la inflamación y apoyar la salud ósea.

Viernes:

- <u>Desayuno</u>: ***Avena de quinua con plátano en rodajas y almendras trituradas.***

Beneficios antiinflamatorios: La quinua es una fuente de proteínas completas y contiene antioxidantes que pueden ayudar a reducir la inflamación. Las almendras proporcionan grasas monoinsaturadas y poliinsaturadas que tienen propiedades antiinflamatorias, mientras que los plátanos son ricos en potasio y vitaminas que apoyan la salud general.

- <u>Merienda de la mañana</u>: ***Yogur griego con arándanos frescos y granola sin azúcar.***

Beneficios antiinflamatorios: El yogur griego es rico en proteínas y probióticos beneficiosos para la salud intestinal, que pueden ayudar a reducir la inflamación. Los arándanos son ricos en antioxidantes que combaten la inflamación en el cuerpo, mientras que la granola sin azúcar proporciona fibra y nutrientes importantes.

- Almuerzo: ***Tacos de pollo con salsa de aguacate y tomate.***

Beneficios antiinflamatorios: El pollo es una fuente magra de proteínas y contiene nutrientes que apoyan la salud muscular y la inflamación. El aguacate proporciona grasas monoinsaturadas que tienen propiedades antiinflamatorias, mientras que los tomates son ricos en licopeno, un antioxidante que combate la inflamación.

- Merienda de la tarde: ***Fruta fresca troceada (piña, melón, uva)***.

Beneficios antiinflamatorios: La piña contiene bromelina, una enzima que puede ayudar a reducir la inflamación y mejorar la digestión. El melón es rico en vitamina C y antioxidantes que apoyan la salud de la piel y combaten la inflamación. Las uvas son ricas en antioxidantes, incluido el resveratrol, que puede reducir la inflamación en el cuerpo.

- Cena: ***Hamburguesa de quinua y frijoles con queso parmesano y hierbas.***

Beneficios antiinflamatorios: La quinua es rica en proteínas, fibra y antioxidantes que apoyan la salud general y reducen la inflamación. Los frijoles son una fuente vegetal de proteínas y fibra, que pueden ayudar a reducir la inflamación y mejorar la salud digestiva. El queso parmesano proporciona calcio y proteínas, mientras que las hierbas añaden sabor y antioxidantes a la receta.

Sábado:

- Desayuno: ***Bowl de batido con plátano, fresas, semillas de chía y granola sin azúcar.***

Beneficios antiinflamatorios: Las fresas son ricas en vitamina C y antioxidantes que combaten la inflamación en el cuerpo. Los plátanos proporcionan potasio y fibra, mientras que las semillas de chía son una fuente de omega-3 y fibra que apoya la salud digestiva. La granola sin azúcar proporciona energía sostenible sin picos glucémicos.

- Merienda de la mañana: ***Mezcla de frutos secos (nueces, almendras, avellanas).***

Beneficios antiinflamatorios: Las nueces, almendras y avellanas son ricas en grasas monoinsaturadas y poliinsaturadas, vitaminas y minerales que tienen propiedades antiinflamatorias y apoyan la salud del corazón y el cerebro.

- <u>Almuerzo</u>: E*nsalada de atún con frijoles cannellini, tomates Cherry y aceitunas negras.*

Beneficios antiinflamatorios: El atún es rico en proteínas y omega-3 que tienen propiedades antiinflamatorias. Los frijoles cannellini son una fuente de fibra y proteína vegetal que apoya la salud digestiva y reduce la inflamación. Los tomates cherry y las aceitunas negras proporcionan antioxidantes que combaten la inflamación.

- <u>Merienda de la tarde</u>: ***Palitos de apio con crema de almendras.***

Beneficios antiinflamatorios: El apio es rico en agua y fibra que apoya la digestión y reduce la inflamación. La crema de almendras proporciona grasas monoinsaturadas y proteínas que tienen propiedades antiinflamatorias y proporcionan energía sostenible.

- <u>Cena</u>: ***Lasaña vegetariana de verduras a la parrilla y ricota.***

Beneficios antiinflamatorios: Las verduras a la parrilla, como calabacines, berenjenas y pimientos, son ricas en antioxidantes y fibra que combaten la inflamación en el cuerpo. La ricota es una fuente de proteínas y calcio, mientras que la pasta integral proporciona fibra que apoya la digestión y reduce la inflamación.

Domingo:

- <u>Desayuno</u>: ***Huevos revueltos con aguacate en rodajas y tomates Cherry.***

Beneficios antiinflamatorios: Los huevos son una fuente de proteínas de alta calidad, mientras que el aguacate proporciona grasas monoinsaturadas que tienen propiedades antiinflamatorias. Los tomates cherry son ricos en licopeno, un antioxidante que combate la inflamación en el cuerpo.

- <u>Merienda de la mañana</u>: ***Fruta fresca (naranjas, kiwi, arándanos).***

Beneficios antiinflamatorios: Las naranjas son ricas en vitamina C y antioxidantes que combaten la inflamación en el cuerpo. Los kiwis son ricos en fibra y vitamina C, mientras que los arándanos son una fuente de antioxidantes que apoyan la salud del cerebro y el corazón.

- <u>Almuerzo</u>: ***Filete de pollo empanizado ligero con quinoa y ensalada mixta de lechuga y batatas asadas.***

Beneficios antiinflamatorios: El pollo es una fuente magra de proteínas, mientras que la quinoa proporciona proteínas vegetales y fibra que apoyan la salud digestiva y reducen la inflamación. Las verduras de la ensalada mixta y las batatas dulces son ricas en antioxidantes y fibra que combaten la inflamación en el cuerpo.

- <u>Merienda de la tarde</u>: ***Yogur griego con miel y almendras trituradas.***

Beneficios antiinflamatorios: El yogur griego es rico en proteínas y probióticos que apoyan la salud digestiva y reducen la inflamación. La miel es un edulcorante natural que contiene antioxidantes, mientras que las almendras son ricas en grasas saludables y antioxidantes.

- <u>Cena</u>: ***Tarta de verduras con base de masa quebrada integral.***

Beneficios antiinflamatorios: Las verduras de la tarta, como calabacines, zanahorias y pimientos, son ricas en antioxidantes y fibra que combaten la inflamación en el cuerpo. La masa quebrada integral proporciona fibra que apoya la salud digestiva y reduce la inflamación.

🔳 MENU SEMANAL 2:

Lunes:

- <u>Desayuno</u>: ***Ensalada de frutas con crumble de avena integral.***

Beneficios antiinflamatorios: Las frutas frescas en la ensalada aportan vitaminas, minerales y antioxidantes que combaten la inflamación en el cuerpo. La avena integral en el crumble es rica en fibras solubles que apoyan la salud digestiva y reducen la inflamación.

- <u>Merienda de la mañana</u>: ***Barrita casera de granola con jengibre, canela y nueces.***

Beneficios antiinflamatorios: Las nueces en la barrita son ricas en grasas saludables y antioxidantes que combaten la inflamación en el cuerpo. El jengibre y la canela son especias con propiedades antiinflamatorias.

- <u>Almuerzo</u>: ***Ensalada de quinua con tomates secos, aceitunas negras, garbanzos y rúcula.***

Beneficios antiinflamatorios: La quinua es una fuente de proteínas vegetales y fibra que apoya la salud digestiva y reduce la inflamación. Los tomates secos, las aceitunas negras y los garbanzos son ricos en antioxidantes y fibra que combaten la inflamación.

- <u>Merienda de la tarde</u>: ***Mezcla de frutos secos (nueces, almendras, avellanas).***

Beneficios antiinflamatorios: Las nueces, almendras y avellanas son ricas en grasas saludables, vitaminas y minerales que combaten la inflamación en el cuerpo.

- <u>Cena</u>: ***Salmón al horno con acompañamiento de brócoli al vapor y batatas asadas.***

Beneficios antiinflamatorios: El salmón es rico en ácidos grasos omega-3 que tienen propiedades antiinflamatorias. El brócoli y las batatas son ricos en antioxidantes y fibra que combaten la inflamación.

Martes:

- <u>Desayuno</u>: *Avena integral cocida con arándanos frescos y almendras en rodajas.*

Beneficios antiinflamatorios: La avena integral es rica en fibras solubles que apoyan la salud digestiva y reducen la inflamación. Los arándanos frescos son ricos en antioxidantes que combaten la inflamación en el cuerpo, mientras que las almendras proporcionan ácidos grasos omega-3 que tienen propiedades antiinflamatorias.

- <u>Merienda de la mañana</u>: *Yogur griego con miel y nueces picadas.*

Beneficios antiinflamatorios: El yogur griego es rico en proteínas y probióticos que apoyan la salud intestinal y reducen la inflamación. La miel y las nueces proporcionan antioxidantes y grasas saludables que combaten la inflamación en el cuerpo.

- <u>Almuerzo</u>: *Berenjenas rellenas de quinua y verduras.*

Beneficios antiinflamatorios: Las berenjenas son ricas en antioxidantes como la vitamina C, y aumentar la ingesta de antioxidantes puede ayudar a reducir la inflamación. La quinoa es una fuente de proteínas vegetales y fibra que apoya la salud digestiva y reduce la inflamación, mientras que las verduras proporcionan una amplia gama de nutrientes y antioxidantes.

- <u>Merienda de la tarde</u>: *Frutas frescas (fresas, arándanos, granada).*

Beneficios antiinflamatorios: Las fresas, los arándanos y la granada son ricos en antioxidantes, como la vitamina C y los polifenoles, que combaten la inflamación en el cuerpo.

- <u>Cena</u>: *Pollo a la parrilla con ensalada mixta de tomates cherry, pepinos, aceitunas y queso feta.*

Beneficios antiinflamatorios: El pollo es una fuente magra de proteínas que apoya la salud muscular y reduce la inflamación. Los ingredientes de la ensalada, como los tomates cherry, los pepinos, las aceitunas y el queso feta, son ricos en antioxidantes y fibras que combaten la inflamación.

Miércoles:

- <u>Desayuno</u>: *Avena durante la noche con leche de coco, frutos rojos y semillas de chía.*

Beneficios antiinflamatorios: La avena es rica en fibras solubles que apoyan la salud digestiva y reducen la inflamación. Los frutos rojos, como las fresas y los arándanos, son ricos en antioxidantes que combaten la inflamación. Las semillas de chía proporcionan ácidos grasos omega-3 y fibras que tienen propiedades antiinflamatorias.

- <u>Merienda de la mañana</u>: *Mezcla de frutos secos (almendras, nueces, avellanas).*

Beneficios antiinflamatorios: Las almendras, las nueces y las avellanas son ricas en grasas saludables, vitaminas y minerales que ayudan a reducir la inflamación y apoyan la salud del corazón.

- <u>Almuerzo</u>: *Tortillas de maíz con frijoles negros, aguacate y salsa de tomate.*

Beneficios antiinflamatorios: Los frijoles negros son ricos en fibra y proteínas vegetales que apoyan la salud digestiva y reducen la inflamación. El aguacate proporciona grasas monoinsaturadas que tienen propiedades antiinflamatorias. Los tomates son ricos en licopeno, un potente antioxidante que combate la inflamación.

- <u>Merienda de la tarde</u>: *Bastones de zanahoria con hummus.*

Beneficios antiinflamatorios: Las zanahorias son ricas en betacaroteno, un antioxidante que ayuda a reducir la inflamación. El hummus, hecho a base de garbanzos, es rico en fibra y proteínas que apoyan la salud digestiva y reducen la inflamación.

- Cena: ***Tortilla al horno con calabacín y tomates secos.***

Beneficios antiinflamatorios: Los calabacines son ricos en agua y fibra que apoyan la salud digestiva y reducen la inflamación. Los tomates secos son ricos en licopeno y otros antioxidantes que combaten la inflamación.

Jueves:

- Desayuno: ***Tostadas integrales con crema de aguacate y tomates en rodajas.***

Beneficios antiinflamatorios: El aguacate es rico en grasas monoinsaturadas, como el ácido oleico, que pueden ayudar a reducir la inflamación. Los tomates son una fuente de licopeno, un antioxidante que ha demostrado reducir la inflamación.

- Merienda de la mañana: ***Muffin integral de calabaza y jengibre.***

Beneficios antiinflamatorios: Los ingredientes integrales proporcionan fibra que apoya la salud digestiva y reduce la inflamación. La calabaza es rica en vitaminas y antioxidantes que combaten la inflamación. El jengibre contiene compuestos antiinflamatorios que pueden ayudar a reducir la inflamación en el cuerpo.

- Almuerzo: ***Pasta integral con tomates secos, aceitunas y alcaparras.***

Beneficios antiinflamatorios: Los tomates secos son ricos en licopeno, un potente antioxidante que combate la inflamación. Las aceitunas proporcionan grasas saludables y antioxidantes que pueden ayudar a reducir la inflamación. Las alcaparras son ricas en flavonoides y vitamina K, que tienen propiedades antiinflamatorias.

- Merienda de la tarde: ***Yogur griego con granola sin azúcar y fruta fresca.***

Beneficios antiinflamatorios: El yogur griego es rico en proteínas y probióticos que apoyan la salud digestiva y reducen la inflamación. La granola sin azúcar proporciona fibra y grasas saludables que pueden ayudar a reducir la inflamación. La fruta fresca es rica en antioxidantes que combaten la inflamación.

- <u>Cena</u>: ***Guiso de verduras al horno con parmesano y hierbas aromáticas.***

Beneficios antiinflamatorios: Las verduras son ricas en fibra, vitaminas y minerales que apoyan la salud en general y reducen la inflamación. El ajo y las hierbas aromáticas contienen compuestos antioxidantes y antiinflamatorios que pueden ayudar a reducir la inflamación en el cuerpo. El parmesano proporciona calcio y proteínas que apoyan la salud ósea y muscular.

Viernes:

- <u>Desayuno</u>: ***Galletas de avena y arándanos servidas con leche de almendras y una fruta fresca (fresas o kiwi).***

Beneficios antiinflamatorios: La avena es rica en fibras solubles que apoyan la salud digestiva y reducen la inflamación. Los arándanos son ricos en antioxidantes que combaten la inflamación en el cuerpo. La leche de almendras proporciona grasas saludables y vitaminas que pueden ayudar a reducir la inflamación.

- <u>Merienda de la mañana</u>: ***Mezcla de frutos secos (nueces, almendras, avellanas).***

Beneficios antiinflamatorios: Las nueces, almendras y avellanas son ricas en grasas monoinsaturadas y poliinsaturadas que tienen propiedades antiinflamatorias. Estos frutos secos también son ricos en vitaminas y minerales que apoyan la salud en general.

- <u>Almuerzo</u>: ***Brochetas de camarones y verduras a la parrilla con ensalada de aguacate y tomates Cherry.***

Beneficios antiinflamatorios: Los camarones son una buena fuente de proteínas magras y ácidos grasos omega-3, que tienen propiedades antiinflamatorias. Las verduras a la parrilla son ricas en antioxidantes y fibras que reducen la inflamación. El aguacate proporciona grasas saludables y antioxidantes que apoyan la reducción de la inflamación.

- <u>Merienda de la tarde</u>: ***Rollos de pepino rellenos de queso ricota.***

Beneficios antiinflamatorios: El pepino es rico en agua y nutrientes que hidratan el cuerpo y apoyan la salud en general. La ricota es una buena fuente de proteínas y calcio, que apoyan la salud muscular y ósea.

- <u>Cena</u>: ***Pizza integral con tomates frescos, mozzarella de búfala y albahaca.***

Beneficios antiinflamatorios: La masa integral proporciona fibras que apoyan la salud digestiva y reducen la inflamación. Los tomates frescos son ricos en licopeno, un antioxidante que combate la inflamación. La mozzarella de búfala es una fuente de proteínas y calcio, mientras que la albahaca contiene nutrientes que apoyan la salud en general.

Sábado:

- <u>Desayuno</u>: ***Huevos revueltos con aguacate en rodajas y tomates Cherry.***

Beneficios antiinflamatorios: Los huevos son una buena fuente de proteínas y nutrientes esenciales. El aguacate proporciona grasas saludables y antioxidantes que apoyan la reducción de la inflamación. Los tomates cherry son ricos en licopeno, un antioxidante que combate la inflamación.

- <u>Merienda de la mañana</u>: ***Yogur griego con miel y fruta fresca.***

Beneficios antiinflamatorios: El yogur griego es rico en proteínas y probióticos que apoyan la salud digestiva y reducen la inflamación. La miel es conocida por sus propiedades antibacterianas y antiinflamatorias. La fruta fresca proporciona vitaminas, minerales y antioxidantes que apoyan la salud en general.

- <u>Almuerzo</u>: ***Tarta integral con alcachofas, espinacas y queso de cabra.***

Beneficios antiinflamatorios: Las espinacas son ricas en antioxidantes como la vitamina C y el betacaroteno, que ayudan a reducir la inflamación. Las alcachofas son una buena fuente de fibra y nutrientes que apoyan la salud digestiva. El queso de cabra proporciona proteínas y calcio.

- Merienda de la tarde: ***Fruta fresca (naranjas, kiwis, arándanos).***

Beneficios antiinflamatorios: Las naranjas son ricas en vitamina C, que tiene propiedades antiinflamatorias y apoya el sistema inmunológico. Los kiwis son ricos en antioxidantes y fibra que reducen la inflamación. Los arándanos son ricos en antocianinas, que combaten la inflamación y protegen contra el estrés oxidativo.

- Cena: ***Risotto integral con setas mixtas y perejil.***

Beneficios antiinflamatorios: El arroz integral es rico en fibra y nutrientes que apoyan la salud digestiva y reducen la inflamación. Las setas mixtas son una buena fuente de antioxidantes y nutrientes que combaten la inflamación. El perejil es rico en vitaminas y minerales que apoyan la salud en general.

Domingo:

- Desayuno: ***Tostadas integrales con queso fresco y jamón serrano.***

Beneficios antiinflamatorios: El pan integral proporciona fibra que apoya la salud digestiva y reduce la inflamación. El queso fresco es una buena fuente de proteínas y calcio. El jamón serrano contiene grasas monoinsaturadas y proteínas que apoyan la reducción de la inflamación.

- Merienda de la mañana: ***Fruta fresca cortada (piña, melón, uvas).***

Beneficios antiinflamatorios: La piña es rica en bromelina, una enzima con propiedades antiinflamatorias. El melón proporciona vitaminas y minerales que apoyan la salud en general. Las uvas son ricas en polifenoles que combaten la inflamación.

- <u>Almuerzo</u>: ***Tarta salada con calabacín y ricota.***

Beneficios antiinflamatorios: Los calabacines son ricos en agua y fibra, que apoyan la salud digestiva y reducen la inflamación. La ricota proporciona proteínas y calcio.

- <u>Merienda de la tarde</u>: ***Frutos secos variados (pasas, higos secos, ciruelas).***

Beneficios antiinflamatorios: Las pasas, los higos secos y las ciruelas son ricos en fibra y antioxidantes que apoyan la salud digestiva y reducen la inflamación.

- <u>Cena</u>: ***Gratinado de verduras al horno con espinacas, calabacines, tomates Cherry y mozzarella.***

Beneficios antiinflamatorios: Las espinacas son ricas en antioxidantes y nutrientes que combaten la inflamación. Los calabacines proporcionan fibra y vitaminas que apoyan la salud digestiva. Los tomates Cherry son ricos en licopeno, un antioxidante que combate la inflamación. La mozzarella es una buena fuente de proteínas y calcio.

Estos ejemplos de menú ofrecen una variedad de platos sabrosos y nutritivos que incorporan alimentos antiinflamatorios en cada comida. Experimenta con las recetas y adapta las comidas a tus preferencias personales y necesidades dietéticas. Una dieta antiinflamatoria no solo puede mejorar tu salud, sino también hacer que la experiencia culinaria sea más creativa y satisfactoria.

Lista de compras para cada semana

Con el objetivo de simplificarte la vida, he creado una lista de compras detallada y completa para quienes quieran seguir al pie de la letra todas las sugerencias de todos los platos de cada una de estas dos semanas. Recuerda que puedes adaptarla según tus necesidades, preferencias alimenticias y rutinas diarias.

He agrupado los ingredientes por categorías para facilitar la organización. Dentro de cada categoría he enumerado los ingredientes necesarios con las cantidades necesarias para alimentar a **dos personas** siguiendo al pie de la letra el plan de cada semana.

Estas listas pueden parecer abrumadoras a simple vista, pero seguramente muchos de estos ingredientes los tienes ya en casa. Además, recuerda que puedes simplificar tus elecciones y con ello se simplificarán también tus listas de supermercado.

Lista de Compras - Semana 1

Frutas y Verduras:

- A
- rándanos frescos: 300g
- Nueces picadas: 100g
- Zanahorias: 800g
- Espárragos: 1 manojo
- Calabacines: 4 unidades medianas
- Aguacate: 3 unidades
- Tomates cherry: 250g
- Manzanas verdes: 2 unidades
- Limón: 1 unidad
- Pepinos: 3 unidades
- Tomates: 4 unidades
- Espinacas: 300g
- Plátanos: 4 unidades
- Fresas: 300g
- Kiwis: 4 unidades
- Perejil: 1 manojo
- Pepitas de chía: 50g
- Melocotones: 3 unidades
- Ciruelas: 300g
- Cerezas: 200g
- Melón: 1 unidad
- Uvas: 300g
- Granada: 1 unidad
- Naranjas: 4 unidades
- Tomates secos: 100g
- Berenjenas: 2 unidades medianas
- Rúcula: 1 manojo
- Alcachofas: 2 unidades
- Setas mixtas: 200g

Proteínas:

- Salmón fresco: 4 filetes de 150g cada uno
- Pollo: 400g (pechugas)
- Atún en lata: 200g
- Huevos: 18 unidades
- Camarones: 300g
- Queso ricotta: 250g
- Queso feta: 200g
- Mozzarella de búfala: 200g
- Yogur griego natural: 1kg
- Filete de pollo empanizado: 400g

Granos y Legumbres:

- Avena: 500g
- Quinua: 500g
- Lentejas: 250g
- Pasta integral: 500g
- Tortillas de maíz: 12 unidades
- Harina de maíz: 500g
- Harina integral: 500g
- Arroz integral: 500g

Frutos Secos:

- Hummus: 300g (puedes comprarlo preparado o hacerlo en casa)
- Garbanzos: 400g (si optas por hacer el hummus en casa)
- Almendras: 200g
- Nueces: 200g
- Avellanas: 200g

Lácteos:

- Leche de almendras: 1L
- Queso parmesano: 200g
- Leche de coco: 1L

Aceites y Condimentos:

- Aceite de oliva virgen extra: 500ml
- Vinagre balsámico: 250ml
- Miel: 200g
- Jengibre fresco: 100g
- Canela en polvo: 50g
- Pesto: 200g (puedes comprarlo preparado o hacerlo en casa)
- Salsa de tomate: 500g

- Albahaca fresca: 1 manojo
- Orégano seco: 50g
- Comino en polvo: 50g
- Pimentón dulce: 50g
- Sal y pimienta: al gusto

Otros:

- Granola sin azúcar: 500g
- Semillas de chía: 100g
- Masa quebrada o masa de hojaldre: 1 unidad

<u>Lista de Compras - Semana 2</u>

Frutas y Verduras:

- Arándanos frescos: 300g
- Uvas: 300g
- Cerezas: 200g
- Manzanas verdes: 2 unidades
- Plátanos: 4 unidades
- Limón: 1 unidad
- Pepinos: 3 unidades
- Tomates: 4 unidades
- Espinacas: 300g
- Calabacines: 4 unidades medianas
- Perejil: 1 manojo
- Cebolla roja: 1 unidad
- Zanahorias: 800g
- Col rizada: 1 manojo
- Champiñones: 200g
- Jengibre: 50g
- Ajo: 3 dientes
- Cilantro fresco: 1 manojo
- Naranjas: 4 unidades
- Peras: 3 unidades
- Sandía: 1 unidad
- Kiwis: 4 unidades
- Espárragos: 1 manojo
- Fresas: 300g
- Piña: 1 unidad
- Papaya: 1 unidad
- Nectarinas: 3 unidades
- Pimientos: 3 unidades
- Zumo de limón: 200ml

Proteínas:

- Pechugas de pollo: 400g
- Tofu firme: 400g
- Huevos: 18 unidades
- Queso feta: 200g
- Camarones: 300g
- Atún en lata: 200g
- Filetes de pescado blanco: 400g
- Quinua: 500g
- Pasta integral: 500g
- Lentejas: 250g
- Arroz integral: 500g

Frutos Secos:

- Almendras: 200g
- Anacardos: 200g

Granos y Legumbres:

Lácteos:

- Leche de almendras: 1L
- Queso ricotta: 250g
- Queso parmesano: 200g
- Yogur griego natural: 1kg

Aceites y Condimentos:

- Aceite de oliva extra virgen: 500ml
- Vinagre de vino tinto: 250ml
- Miel: 200g
- Mostaza Dijon: 100g
- Salsa de soja baja en sodio: 250ml
- Salsa de tomate: 500g
- Salsa teriyaki: 200ml
- Orégano seco: 50g
- Pimentón dulce: 50g
- Cúrcuma en polvo: 50g
- Sal y pimienta: al gusto

Otros:

- Leche de coco: 1L
- Harina de trigo integral: 500g
- Levadura en polvo: 1 sobre
- Masa de pizza integral: 2 unidades

Con estas listas, deberías tener todos los ingredientes necesarios para preparar tus comidas durante las dos semanas. ¡Que disfrutes cocinando!

▱ Sugerencias para la compra y selección de ingredientes: Consejos para un enfoque consciente y saludable

La elección de los ingredientes adecuados es fundamental para seguir con éxito una dieta antiinflamatoria. Navegar por los pasillos del supermercado o explorar el mercado local puede ser una experiencia rica y gratificante cuando se es consciente de las opciones alimentarias que apoyan la salud y el bienestar. En esta sección, exploraremos consejos prácticos para hacer la compra de forma inteligente y seleccionar ingredientes que reduzcan la inflamación en el cuerpo, contribuyendo así a promover un mejor estado de salud general.

- **Prioridad a los Alimentos Frescos y No Procesados**: Durante la compra, concéntrate en alimentos frescos e integrales, como frutas, verduras, legumbres, frutos secos y semillas. Estos alimentos están llenos de nutrientes y antioxidantes que combaten la inflamación en el cuerpo, contribuyendo a tu salud general.

- **Decodificación de las Etiquetas de los Alimentos**: Aprende a leer cuidadosamente las etiquetas de los alimentos para identificar cualquier aditivo nocivo o ingredientes proinflamatorios. Evita los alimentos envasados que contengan azúcares añadidos, grasas trans, conservantes artificiales y otros ingredientes dañinos para la salud.

- **Prefiere el Mercado Local**: Apoya a los productores locales y la agricultura sostenible comprando en el mercado local o en el huerto de tu zona. Los alimentos frescos y de temporada suelen ser más nutritivos y sostenibles que los importados o procesados industrialmente.

- **Limita la Carne Procesada y los Alimentos Genéticamente Modificados**: Reduce al mínimo el consumo de carne procesada y productos genéticamente modificados, que pueden contribuir a la inflamación en el cuerpo. Opta por opciones de carne magra, pescado fresco y alternativas vegetales proteicas como el tofu y las legumbres.

- **Elecciones Conscientes en el Supermercado**: Cuando vayas de compras al supermercado, evita ser influenciado por la publicidad y las promociones que promueven alimentos no saludables. Haz una lista de la compra antes de ir a la tienda y mantente enfocado en los alimentos que apoyan tu salud y bienestar.

- **Explora el Mercado Local**: Visita el mercado local o el huerto de tu zona para comprar productos frescos y de temporada. No solo tendrás acceso a ingredientes de alta calidad, sino que también apoyarás a los productores locales y reducirás el impacto ambiental de tus compras.

- **Busca Alimentos Orgánicos**: Cuando sea posible, opta por alimentos orgánicos que se cultiven sin el uso de pesticidas nocivos y fertilizantes químicos. Los alimentos orgánicos suelen ser más nutritivos y libres de sustancias químicas dañinas, promoviendo así una mejor salud general.
- **Selecciona Aceites Saludables**: Elige aceites vegetales saludables como el aceite de oliva virgen extra, el aceite de coco y el aceite de semilla de lino para cocinar y aderezar tus platos. Estos aceites están llenos de grasas mono y poliinsaturadas que tienen propiedades antiinflamatorias y beneficiosas para la salud.

Siguiendo estos consejos prácticos durante tu próxima sesión de compras, podrás hacer elecciones alimentarias que apoyen activamente tu salud y bienestar. Recuerda que cada pequeña decisión cuenta cuando se trata de alimentar tu cuerpo, así que tómate el tiempo necesario para tomar decisiones conscientes y saludables cada vez que vayas de compras. Con un enfoque consciente e informado, puedes convertir tu experiencia de compra en un acto de cuidado para ti mismo y para tu cuerpo.

Estrategias para hacer que cada comida sea Antiinflamatoria: Sabor y salud en la mesa

Cuando se trata de seguir una dieta antiinflamatoria, convertir las recetas existentes en platos que reduzcan la inflamación puede parecer un desafío, pero con un poco de creatividad y conocimiento, es posible hacer que cada comida sea una oportunidad para promover la salud y el bienestar. En esta sección, exploraremos diversas estrategias para modificar las recetas tradicionales y crear platos deliciosos y antiinflamatorios.

Seleccionar Ingredientes Antiinflamatorios: El primer paso para hacer que cada comida sea antiinflamatoria es seleccionar los ingredientes adecuados. Opta por alimentos frescos e integrales como frutas, verduras, legumbres, cereales integrales, frutos secos y semillas, que son ricos en antioxidantes, fibra y grasas saludables que combaten la inflamación.

Sustituir los Ingredientes Proinflamatorios: Examina cuidadosamente las recetas e identifica los ingredientes proinflamatorios como azúcares refinados, aceites vegetales refinados, carne procesada y lácteos con alto contenido de grasas saturadas. Busca alternativas más saludables y antiinflamatorias, como sustituir el azúcar blanco por edulcorantes naturales como la miel o el jarabe de arce, o utilizar aceites vegetales saludables como el aceite de oliva virgen extra.

<u>Agregar Hierbas y Especias Antiinflamatorias</u>: Las hierbas aromáticas y las especias no solo añaden sabor a los platos, sino también propiedades antiinflamatorias. Experimenta con especias como la cúrcuma, el jengibre, la canela, la pimienta negra y el orégano para dar un toque de sabor y salud a tus platos.

<u>Cocción a Baja Temperatura y al Vapor</u>: Utiliza técnicas de cocción que preserven la integridad nutricional de los alimentos y reduzcan la formación de compuestos proinflamatorios. La cocción a baja temperatura y al vapor son métodos ideales para mantener intactos los nutrientes de los alimentos y promover una cocina antiinflamatoria.

<u>Favorecer la Variedad y la Creatividad</u>: No temas experimentar con nuevas recetas y combinaciones de ingredientes. La variedad es fundamental para mantener el interés en una dieta antiinflamatoria. Explora cocinas de diferentes culturas y aprovecha los ingredientes locales de temporada para crear platos nutritivos y gratificantes.

<u>Balancear los Macronutrientes:</u> Asegúrate de que cada comida contenga una combinación equilibrada de proteínas, carbohidratos y grasas saludables. Esto no solo ayudará a mantener estables los niveles de azúcar en sangre, sino también a proporcionar al cuerpo los nutrientes esenciales para la salud y el bienestar general.

<u>Integrar Alimentos Ricos en Omega-3</u>: Los ácidos grasos omega-3, presentes en alimentos como el salmón, la caballa, las sardinas, las semillas de lino y las nueces, son conocidos por sus propiedades antiinflamatorias. Añade regularmente estos alimentos a tu dieta para aumentar la ingesta de omega-3 y reducir la inflamación en el cuerpo.

<u>Limitar el Consumo de Sal y Azúcares Agregados</u>: El consumo excesivo de sal y azúcares añadidos puede contribuir a la inflamación en el cuerpo. Limita el uso de sal de mesa y reduce el consumo de alimentos y bebidas azucaradas. Elegir alimentos naturalmente dulces, como frutas frescas, y utilizar hierbas y especias para añadir sabor a los platos puede ayudar a reducir la inflamación asociada con una dieta alta en sal y azúcares.

<u>Preferir Alimentos Orgánicos y No Procesados</u>: Los alimentos orgánicos y no procesados suelen ser más ricos en nutrientes y menos contaminados por pesticidas y otras sustancias químicas dañinas. Opta por frutas, verduras, carne y lácteos orgánicos cuando sea posible, y limita el consumo de alimentos altamente procesados y tratados químicamente.

<u>Escuchar tu Propio Cuerpo</u>: Cada individuo es único y puede responder de manera diferente a los alimentos. Escucha tu cuerpo y observa cómo reacciona a ciertos alimentos. Lleva un diario de alimentos para registrar lo que comes y cómo te sientes después de las comidas. Esto puede ayudarte a identificar cualquier alimento que pueda causar inflamación o malestar y ajustar tu dieta en consecuencia."

Siguiendo estas estrategias, puedes convertir cada comida en una oportunidad para promover la salud y el bienestar a través de una dieta antiinflamatoria. Experimenta con nuevas recetas, ingredientes y técnicas de cocina para crear platos deliciosos y nutritivos que te apoyen en tu búsqueda de un mejor estado de salud.

RESUMEN DEL CAPÍTULO 4

En este capítulo, uno de los más importantes del libro, hemos visto cómo darle forma a nuestra alimentación antinflamatoria.

<u>Hemos abordado</u>:

- Una guía para la preparación de planes alimentarios semanales.
- Consejos prácticos para la preparación de comidas.
- Menús Antiinflamatorios completos para dos semanas, con los beneficios antiinflamatorios de cada plato sugerido.
- Lista de compras completa para cada semana con sugerencias y consejos.
- Estrategias para hacer que cada comida sea Antiinflamatoria

Reflexión y mantra

"La planificación y preparación de las comidas son pilares fundamentales para una dieta antiinflamatoria exitosa."

Cada decisión consciente en la cocina es un paso hacia una mejor salud y bienestar

Desafío...

¿Cómo podrías incorporar la planificación y preparación de comidas en tu rutina diaria? ¿Qué consejos prácticos te resultan más útiles para mantener una dieta antiinflamatoria consistente? Haz una lista de los 10 platos que más te gustaron del programa (<u>pista</u>: serán tus aliados y tu refugio en momentos de debilidad).

82

CAPÍTULO 5

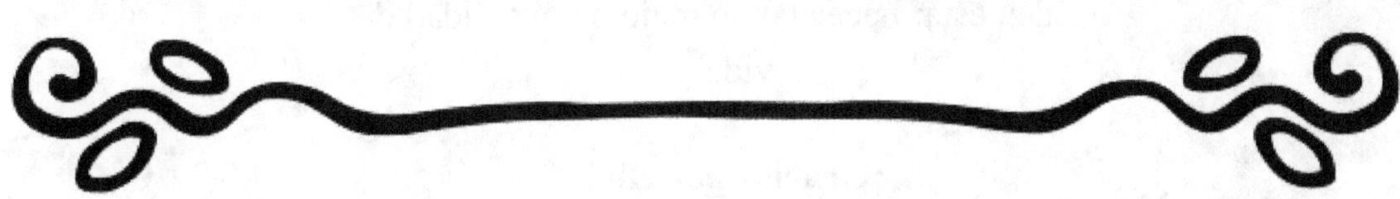

Recetas Antiinflamatorias

¿Estás disfrutando del libro?

Es muy importante para mí **saber tu opinión y recibir tus comentarios**.

Te invito a **<u>dejar tu reseña</u>** en la plataforma donde lo has comprado para así llegar a más personas que pueden estar necesitando mejorar su calidad de vida.

¡Gracias por ello!

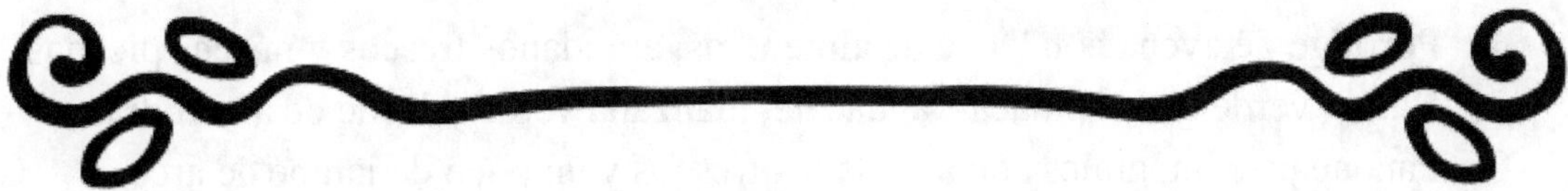

ॐ Explorando el sabor antiinflamatorio

¡Bienvenidos al capítulo dedicado a las recetas antiinflamatorias! En este capítulo, se sumergirán en un mundo de sabores y nutrientes, explorando una variedad de platos deliciosos diseñados para reducir la inflamación en el cuerpo y promover el bienestar general.

Las recetas aquí presentadas no solo son sabrosas, sino también fáciles de preparar y adecuadas para todos los niveles de habilidad culinaria. Ya sean apasionados chefs expertos o principiantes en la cocina, encontrarán inspiración y placer en la creación de platos que nutren no solo el cuerpo, sino también el espíritu.

Cada receta ha sido cuidadosamente seleccionada para ofrecer una amplia gama de opciones para el desayuno, el almuerzo, la cena y las meriendas, garantizando que su dieta sea variada, equilibrada y rica en nutrientes. Además, encontrarán sugerencias prácticas para la preparación rápida de comidas y la planificación avanzada, lo que les permitirá disfrutar de comidas saludables incluso en los días más frenéticos.

¿Están listos para explorar el mundo de las recetas antiinflamatorias? Prepárense para deleitar su paladar y mejorar su salud con cada plato que preparen. ¡Que comience la aventura culinaria!

☙ DESAYUNOS SUGERIDOS PARA DOS SEMANAS

1. Porridge de avena con leche de almendras, arándanos frescos y nueces picadas.
2. Batido verde con espinacas, aguacate, manzana verde y leche de almendras.
3. Panqueques integrales con arándanos frescos y un poco de jarabe de arce.
4. Tostada integral con puré de aguacate y rodajas de tomate.
5. Porridge de quinua con rodajas de plátano y almendras picadas.
6. Bowl de batido con plátano, fresas, semillas de chía y granola sin azúcar.
7. Huevos revueltos con aguacate en rodajas y tomates.
8. Macedonia de frutas con crumble de avena integral.
9. Porridge de avena integral con arándanos frescos y almendras en rodajas.
10. Avena durante la noche con leche de coco, bayas y semillas de chía.
11. Tostada integral con puré de aguacate y rodajas de tomate.
12. Galletas de avena y arándanos servidas con leche de almendras y una fruta fresca (fresas o kiwi).
13. Huevos revueltos con aguacate en rodajas y tomates.
14. Tostada integral con queso fresco y jamón serrano.

RECETA DESAYUNO #1 - Porridge de avena con leche de almendras, arándanos frescos y nueces picadas

Ingredientes:

- 1 taza de copos de avena
- 2 tazas de leche de almendras
- 1/2 taza de arándanos frescos
- 1/4 taza de nueces picadas

- Miel o jarabe de arce (opcional)
- Canela (opcional)

Instrucciones:

- En una olla, vierte la leche de almendras y lleva a ebullición.
- Agrega los copos de avena y reduce el fuego.
- Revuelve ocasionalmente y deja cocinar durante aproximadamente 5-7 minutos, o hasta que la avena esté suave y la mezcla haya alcanzado la consistencia deseada.
- Vierte el porridge en un tazón. Agrega los arándanos frescos en la parte superior del porridge.
- Espolvorea las nueces picadas sobre los arándanos. Si deseas un toque de dulzura, puedes agregar un poco de miel o jarabe de arce.
- Para un aroma extra, espolvorea un poco de canela sobre el porridge. ¡Sirve caliente y disfruta de tu porridge antiinflamatorio!

RECETA DESAYUNO #2 - Batido verde con espinacas, aguacate, manzana verde y leche de almendras

Ingredientes:

- 1 puñado de espinacas frescas
- 1 aguacate maduro, pelado y sin hueso
- 1 manzana verde, pelada y cortada en trozos
- 1 taza de leche de almendras sin azúcar Hielo (opcional)

Instrucciones:

- Coloca las espinacas, el aguacate, la manzana verde y la leche de almendras en la licuadora. Si deseas una consistencia más espesa, agrega menos leche de almendras.
- Para una consistencia más líquida, agrega más leche de almendras.

- Agrega hielo si deseas un batido más fresco y cremoso.
- Licua todo hasta obtener una consistencia suave y homogénea.
- Prueba y ajusta, si es necesario, endulzando con un poco de miel o jarabe de arce, si lo deseas.
- Vierte el batido en un vaso y sírvelo de inmediato.

RECETA DESAYUNO #3 - Panqueques integrales con arándanos frescos y un poco de jarabe de arce

Ingredientes:

- 1 taza de harina integral
- 1 cucharada de azúcar de caña (o edulcorante al gusto)
- 1 cucharadita de polvo de hornear
- 1 huevo
- 1 taza de leche (puedes usar leche de almendras o leche de coco para una versión vegana)
- 1 cucharada de aceite de coco (o aceite de oliva)
- 1 taza de arándanos frescos
- Jarabe de arce para decorar

Instrucciones:

- En un tazón grande, mezcla la harina integral, el azúcar de caña y el polvo de hornear.
- En otro tazón, bate el huevo y luego agrega la leche y el aceite de coco (o aceite de oliva).
- Vierte gradualmente la mezcla líquida en el tazón de los ingredientes secos y mezcla bien hasta obtener una masa homogénea.
- Calienta ligeramente una sartén antiadherente a fuego medio-bajo y pincela con un poco de aceite.
- Vierte un cucharón de masa en la sartén caliente y distribuye algunos arándanos en la superficie del panqueque.

- Cocina el panqueque hasta que comiencen a formarse burbujas en la superficie, luego voltéalo suavemente y cocina del otro lado hasta que ambos lados estén dorados.
- Repite el proceso con el resto de la masa.
- Sirve los panqueques calientes con arándanos frescos y un poco de jarabe de arce.

RECETA DESAYUNO #4 - Tostadas integrales con puré de aguacate y rodajas de tomate

Ingredientes:

- 2 rebanadas de pan integral
- 1 aguacate maduro
- Zumo de limón (opcional)
- Sal y pimienta al gusto
- 1 tomate maduro
- Aceite de oliva virgen extra
- Hojas de albahaca fresca (opcional)

Instrucciones:

- Tuesta las rebanadas de pan integral hasta que estén crujientes. Mientras el pan se tuesta, prepara el puré de aguacate.
- Pela el aguacate, retira el hueso y coloca la pulpa en un tazón. Agrega un poco de zumo de limón (para evitar que el aguacate se oxide), sal y pimienta al gusto.
- Tritura el aguacate con un tenedor hasta obtener una consistencia cremosa.
- Corta el tomate en rodajas finas. Una vez tostado, unta uniformemente el puré de aguacate sobre las rebanadas de pan.
- Coloca las rodajas de tomate sobre el puré de aguacate. Aliña con un chorrito de aceite de oliva virgen extra y, si lo deseas, añade algunas hojas de albahaca fresca para un toque de frescura.

- Sirve las tostadas integrales con puré de aguacate y rodajas de tomate como tentempié o desayuno.

RECETA DESAYUNO #5 - Porridge de Quinua con rodajas de plátano y almendras picadas

Ingredientes:

- 1/2 taza de quinua
- 1 taza de leche de almendras (o leche a elección)
- 1 plátano maduro
- 2 cucharadas de almendras picadas Miel o jarabe de arce (opcional)
- Canela en polvo (opcional)

Instrucciones:

- Enjuaga bien la quinua bajo agua corriente para eliminar cualquier residuo.
- En una olla, lleva a ebullición la leche de almendras.
- Agrega la quinua a la olla con la leche hirviendo, reduce el fuego y cocina a fuego medio-bajo durante aproximadamente 15-20 minutos, revolviendo ocasionalmente, hasta que la quinua absorba el líquido y se vuelva suave.
- Mientras tanto, pela el plátano y córtalo en rodajas.
- Una vez que la quinua esté cocida, transfiérela a un tazón.
- Coloca las rodajas de plátano en la parte superior del porridge de quinua.
- Espolvorea las almendras picadas sobre las rodajas de plátano.
- Si lo deseas, agrega un poco de miel o jarabe de arce para endulzar y una pizca de canela en polvo para darle un sabor adicional.
- Sirve caliente y disfruta de tu delicioso porridge de quinua con plátano y almendras como un desayuno nutritivo y antiinflamatorio.

RECETA DESAYUNO #6 - Smoothie bowl con plátano, fresas, semillas de chía y granola sin azúcar

Ingredientes:

- 1 plátano maduro
- 1 taza de fresas frescas o congeladas
- 1 cucharada de semillas de chía Granola sin azúcar (cantidad al gusto)
- Fruta fresca para decorar (opcional)

Instrucciones:

- Pela el plátano y córtalo en trozos.
- Lava bien las fresas y retira el tallo.
- En una licuadora, combina los trozos de plátano, las fresas y las semillas de chía.
- Licúa los ingredientes hasta obtener una consistencia cremosa y homogénea.
- Vierte el batido en un bol.
- Espolvorea la superficie del batido con granola sin azúcar.
- Añade fruta fresca en trozos como decoración, si lo deseas.
- Sirve inmediatamente y disfruta de tu delicioso smoothie bowl como desayuno o tentempié nutritivo y antiinflamatorio.
- Puedes personalizar tu smoothie bowl agregando otros ingredientes como yogur griego, mantequilla de almendras o coco rallado.

RECETA DESAYUNO #7 - Huevos revueltos con aguacate en rodajas y tomates Cherry

Ingredientes:

- 2 huevos
- 1 aguacate maduro

- 4-5 tomates Cherry
- Sal y pimienta al gusto
- Aceite de oliva al gusto
- Hierbas frescas (opcional, para decorar)

Instrucciones:

- En un bol, bate los huevos con una pizca de sal y pimienta.
- Calienta una sartén antiadherente a fuego medio y añade un poco de aceite de oliva.
- Vierte los huevos batidos en la sartén y revuelve suavemente con una cuchara de madera hasta que estén completamente cocidos, pero aún cremosos.
- Mientras tanto, corta el aguacate en rodajas y los tomates Cherry por la mitad.
- Coloca los huevos revueltos en un plato para servir.
- Decora los huevos con las rodajas de aguacate y los tomates Cherry.
- Añade una pizca de sal y pimienta a las rodajas de aguacate, si lo deseas.
- Opcional: decora con hierbas frescas como perejil o albahaca.
- Sirve los huevos revueltos con aguacate y tomates Cherry como delicioso desayuno o tentempié antiinflamatorio.

RECETA DESAYUNO #8 - Ensalada de frutas con crumble de avena integral

Ingredientes para la Ensalada de Frutas:

- 1 manzana verde, cortada en cubitos
- 1 pera madura, cortada en cubitos
- 1 naranja, pelada y cortada en gajos
- 1 taza de fresas frescas, cortadas por la mitad
- 1 taza de uvas, cortadas por la mitad y sin semillas
- Zumo de medio limón
- 1-2 cucharadas de miel (opcional)

Ingredientes para el Crumble de Avena Integral:

- 1 taza de copos de avena integrales
- 2 cucharadas de harina de avena integral
- 2 cucharadas de mantequilla de almendras o de coco, a temperatura ambiente
- 2 cucharadas de jarabe de arce
- 1 cucharadita de canela en polvo
- Una pizca de sal

Instrucciones:

- En un bol grande, combina todos los ingredientes de la ensalada de frutas: manzana, pera, naranja, fresas y uvas.
- Exprime el zumo de medio limón sobre la fruta para evitar que se oxide y mezcla suavemente. Añade la miel si deseas un toque de dulzura adicional y mezcla bien.
- Reserva.
- Prepara el crumble de avena. En un bol mediano, mezcla los copos de avena, la harina de avena, la mantequilla de almendras o el coco, el jarabe de arce, la canela y una pizca de sal.
- Trabaja los ingredientes con las manos hasta obtener una mezcla desmenuzada. Precalienta el horno a 180°C y prepara una bandeja de horno forrada con papel pergamino.
- Distribuye uniformemente la ensalada de frutas en la bandeja preparada.
- Espolvorea el crumble de avena sobre la fruta de manera uniforme, formando una capa uniforme.
- Hornea en el horno precalentado durante aproximadamente 20-25 minutos o hasta que el crumble esté dorado y crujiente.
- Una vez cocido, retira del horno y deja enfriar durante unos minutos antes de servir.
- Sirve la ensalada de frutas con crumble de avena integral tibia o a temperatura ambiente. Puedes acompañarla con yogur griego si lo deseas.

RECETA DESAYUNO #9 - Porridge de avena integral con arándanos frescos y almendras en rodajas

Ingredientes:

- 1 taza de copos de avena integrales
- 2 tazas de leche de almendras (o cualquier otra leche vegetal)
- 1/2 taza de arándanos frescos
- 2 cucharadas de almendras en rodajas
- 1 cucharada de jarabe de arce (opcional)
- Una pizca de canela en polvo (opcional)

Instrucciones:

- En una cacerola mediana, lleva a ebullición la leche de almendras.
- Agrega los copos de avena integrales a la cacerola y reduce el fuego a medio-bajo. Cocina a fuego lento durante aproximadamente 5-7 minutos, revolviendo ocasionalmente, hasta que el porridge tenga la consistencia deseada.
- Si el porridge se vuelve demasiado espeso, puedes agregar un poco más de leche de almendras.
- Una vez cocido, retira el porridge del fuego y transfiérelo a cuencos para servir.
- Coloca los arándanos frescos en la parte superior del porridge y espolvorea las almendras en rodajas encima.
- Si deseas un toque de dulzura adicional, puedes agregar una o dos cucharadas de jarabe de arce al porridge. También puedes agregar una pizca de canela en polvo para un sabor extra.
- Revuelve suavemente todos los ingredientes y sirve el porridge caliente.
- Decora con algunos arándanos frescos y almendras en rodajas adicionales, si lo deseas, antes de servir.

RECETA DESAYUNO #10 - Avena durante la noche con leche de coco, frutos rojos y semillas de chía

<u>Ingredientes</u>:

- 1/2 taza de copos de avena integrales
- 1 taza de leche de coco
- 1/4 taza de frutos rojos variados (fresas, arándanos, frambuesas)
- 1 cucharada de semillas de chía
- 1 cucharadita de jarabe de arce (opcional)
- Una pizca de canela (opcional)

<u>Instrucciones</u>:

- En un bol o un frasco de vidrio con tapa hermética, combina los copos de avena integrales, la leche de coco y las semillas de chía.
- Mezcla bien para asegurarte de que todos los ingredientes estén bien incorporados.
- Cubre el bol o el frasco con la tapa hermética y déjalo en el refrigerador durante la noche, o al menos durante 4-6 horas, para que la avena absorba el líquido y se ablande.
- Al momento de servir, mezcla bien la avena con una espátula para asegurarte de que la consistencia sea uniforme.
- Añade los frutos rojos variados en la parte superior de la avena durante la noche.
- Si deseas un toque de dulzura adicional, puedes agregar una cucharadita de jarabe de arce y una pizca de canela sobre los frutos rojos.
- Revuelve suavemente todos los ingredientes y asegúrate de que estén bien combinados.
- Sirve la avena durante la noche con leche de coco, frutos rojos y semillas de chía en un bol o en el frasco de vidrio y disfruta de este delicioso desayuno antiinflamatorio y lleno de nutrientes.

RECETA DESAYUNO #11 - Tostada integral con puré de aguacate y rodajas de tomate.

*** *Encuentra esta receta en el DESAYUNO #4* ***

RECETA DESAYUNO #12 - Galletas de avena y arándanos

Ingredientes:

- 1 taza de copos de avena
- 1/2 taza de harina integral
- 1/4 taza de arándanos secos
- 1/4 taza de arándanos frescos
- 1/4 taza de jarabe de arce
- 1/4 taza de aceite de coco
- 1 cucharadita de extracto de vainilla
- 1 cucharadita de levadura en polvo
- Una pizca de sal

Instrucciones:

- Precalienta el horno a 180°C y forra una bandeja para hornear con papel pergamino.
- En un tazón grande, mezcla los copos de avena, la harina integral, los arándanos secos, los arándanos frescos, la levadura en polvo y una pizca de sal.
- En otro tazón, mezcla el jarabe de arce, el aceite de coco y el extracto de vainilla hasta que quede una mezcla homogénea.
- Vierte la mezcla líquida en el tazón de los ingredientes secos y mezcla bien hasta obtener una masa cohesionada.
- Toma porciones de masa y forma bolitas. Colócalas en la bandeja preparada y aplástalas ligeramente con los dedos para formar las galletas.
- Hornea las galletas durante unos 12-15 minutos o hasta que estén ligeramente doradas.
- Una vez horneadas, déjalas enfriar en la bandeja durante unos minutos y luego transfiérelas a una rejilla para que se enfríen completamente.
- Sirve las galletas de avena y arándanos con leche de almendras y frutas frescas como fresas o kiwis para un delicioso y antiinflamatorio refrigerio.
- Conserva las galletas en un recipiente hermético a temperatura ambiente para que se mantengan frescas por más tiempo.

RECETA DESAYUNO #13 - Huevos revueltos con aguacate en rodajas y tomates

*** *Encuentra esta receta en el DESAYUNO #7* ***

RECETA DESAYUNO #14 - Tostadas integrales con queso fresco y jamón Serrano

Ingredientes:

- 2 rebanadas de pan integral
- 100 g de queso fresco (como ricota o queso para untar)
- 4 lonchas de jamón serrano
- Pimienta negra molida (opcional)
- Albahaca fresca para decorar (opcional)

Instrucciones:

- Tuesta las rebanadas de pan integral en una tostadora hasta que estén crujientes y ligeramente doradas.
- Una vez tostadas, extiende uniformemente el queso fresco sobre las rebanadas de pan.
- Coloca dos lonchas de jamón serrano en cada rebanada de pan con el queso.
- Si lo deseas, agrega un poco de pimienta negra molida sobre el jamón serrano para darle un toque extra de sabor.
- Decora las tostadas con algunas hojas de albahaca fresca si lo deseas, para una presentación más atractiva.
- Sirve las tostadas integrales con queso fresco y jamón serrano como un refrigerio o desayuno ligero para comenzar el día con sabor y nutrición.

✺ MERIENDAS DE MEDIA MAÑANA SUGERIDAS PARA DOS SEMANAS

1. Palitos de zanahoria con hummus.
2. Rollos de pepino rellenos de queso ricota.
3. Mezcla de frutos secos (almendras, nueces, avellanas).
4. Fruta fresca (duraznos, ciruelas, cerezas).
5. Yogur griego con arándanos frescos y granola sin azúcar.
6. Mezcla de frutos secos (nueces, almendras, avellanas).
7. Fruta fresca (naranjas, kiwis, arándanos).
8. Barrita casera de granola con jengibre, canela y nueces.
9. Yogur griego con miel y nueces picadas.
10. Mezcla de frutos secos (almendras, nueces, avellanas).
11. Muffin integral de calabaza y jengibre.
12. Mezcla de frutos secos (nueces, almendras, avellanas).
13. Yogur griego con miel y fruta fresca.
14. Fruta fresca cortada en trozos (piña, melón, uvas).

RECETA MERIENDA MATUTINA #1 - Bastoncitos de Zanahoria con Hummus

Ingredientes:

- 2-3 zanahorias medianas
- Hummus (puedes prepararlo en casa o usar uno comprado)
- Perejil fresco picado (opcional, para decorar)

Instrucciones:

- Pela las zanahorias y córtalas en bastoncitos de tamaño similar, de unos 5-7 centímetros de largo.
- Coloca los bastoncitos de zanahoria en un plato para servir de forma ordenada.
- Pon el hummus en un bol para mojar.

- Sirve los bastoncitos de zanahoria junto con el hummus como un aperitivo saludable y sabroso.
- Si lo deseas, decora el hummus con un poco de perejil fresco picado para darle un toque de color y sabor extra.
- Disfruta de los bastoncitos de zanahoria con hummus como un aperitivo ligero o como un entrante saludable antes de una comida principal.

Receta de Hummus de garbanzos

<u>Ingredientes</u>:

- 1 lata (400g) de garbanzos, enjuagados y escurridos
- 2 cucharadas de tahini (pasta de sésamo)
- Zumo de 1 limón
- 1 diente de ajo, picado
- 2 cucharadas de aceite de oliva virgen extra
- 1/2 cucharadita de comino en polvo
- Sal y pimienta negra molida al gusto
- Agua (opcional, para ajustar la consistencia)
- Pimentón dulce o pimiento en polvo para decorar
- Perejil fresco picado para decorar (opcional)

<u>Instrucciones</u>:

- En un procesador de alimentos, combina los garbanzos escurridos, el tahini, el zumo de limón, el ajo picado, el comino en polvo, la sal y la pimienta.
- Procesa todo hasta obtener una mezcla suave y cremosa. Si el hummus está demasiado espeso, agrega un poco de agua, una cucharada a la vez, hasta alcanzar la consistencia deseada.
- Prueba y ajusta la sazón añadiendo sal, pimienta o zumo de limón, si es necesario, para equilibrar los sabores.
- Transfiere el hummus a un bol para servir y haz un pequeño hueco en el centro.
- Vierte el aceite de oliva virgen extra en el hueco y decora con pimentón dulce o pimiento en polvo y perejil fresco picado.

RECETA MERIENDA MATUTINA #2 - Rollitos de pepino rellenos de queso ricota

Ingredientes:

- 1 pepino grande
- 100g de queso ricota
- 1 cucharada de hierbas frescas picadas (como perejil, albahaca o cebollino)
- Sal y pimienta al gusto
- Opcional: semillas de amapola o sésamo para decorar

Instrucciones:

- Corta el pepino en rodajas largas y delgadas, usando una mandolina o un pelador. Asegúrate de que las rodajas sean lo suficientemente finas como para enrollarlas.
- En un bol, mezcla la ricota con las hierbas frescas picadas. Agrega sal y pimienta al gusto y mezcla bien hasta obtener una mezcla homogénea.
- Toma una rodaja de pepino y distribuye un poco de la mezcla de ricota a lo largo de un extremo.
- Enrolla suavemente el pepino sobre la ricota hasta formar un pequeño rollito.
- Repite el proceso con todas las rodajas de pepino y la mezcla de ricota.
- Si lo deseas, puedes decorar los rollitos con semillas de amapola o sésamo para darles un toque decorativo.

RECETA MERIENDA MATUTINA #3 - Mezcla de frutos secos (almendras, nueces, avellanas)

Ingredientes:

- Almendras

- Nueces
- Avellanas

<u>Instrucciones</u>:

- Toma la cantidad deseada de almendras, nueces y avellanas.
- Puedes consumirlas directamente como tentempié o mezclarlas juntas en un tazón.
- Si lo prefieres, puedes tostarlas ligeramente en una sartén antiadherente sin agregar aceite. Calienta la sartén a fuego medio y tuesta los frutos secos durante unos minutos, revolviendo ocasionalmente, hasta que comiencen a desprender un aroma fragante y se doren ligeramente.
- Deja que los frutos secos tostados se enfríen antes de servirlos o de guardarlos en un recipiente hermético.

RECETA MERIENDA MATUTINA #4 - Fruta fresca (duraznos, ciruelas, cerezas)

<u>Ingredientes</u>:

- Duraznos
- Ciruelas
- Cerezas

<u>Instrucciones</u>:

- Selecciona duraznos maduros pero firmes, ciruelas y cerezas maduras y jugosas.
- Lávalas cuidadosamente bajo agua corriente para eliminar cualquier residuo de tierra o pesticidas.
- Escúrrelas y sécalas suavemente con un paño limpio.
- Corta los duraznos en gajos o rodajas, según tus preferencias.
- Retira el hueso de las ciruelas y córtalas por la mitad o en cuartos.
- Quita el hueso de las cerezas.
- Coloca la fruta seleccionada en un plato o en un tazón individual.

- Sirve la fruta fresca como tentempié matutino.
- Puedes rociar un poco de jugo de limón fresco sobre la fruta para mantenerla fresca por más tiempo y darle un toque de acidez.

RECETA MERIENDA MATUTINA #5 - Yogur Griego con arándanos frescos y granola sin azúcar

Ingredientes:

- Yogur griego natural
- Arándanos frescos
- Granola sin azúcar

Instrucciones:

- En un tazón, coloca una porción de yogur griego natural. Puedes ajustar la cantidad según tus preferencias.
- Lava cuidadosamente los arándanos frescos bajo agua corriente y sécalos suavemente.
- Agrega los arándanos frescos sobre el yogur griego.
- Espolvorea generosamente la granola sin azúcar sobre la mezcla de yogur y arándanos.
- Si lo deseas, puedes agregar un toque de miel o jarabe de arce para un ligero dulzor adicional, aunque es opcional.
- Sirve y disfruta de este saludable y delicioso yogur griego con arándanos frescos y granola sin azúcar.

RECETA MERIENDA MATUTINA #6 - Frutos secos variados (almendras, nueces, avellanas)

*** *Encuentra esta receta en el MERIENDA MATUTINA #3* ***

RECETA MERIENDA MATUTINA #7 - Fruta fresca (naranjas, kiwi, arándanos).

*** *Encuentra esta receta en el MERIENDA MATUTINA #4* ***

RECETA MERIENDA MATUTINA #8 - Barra de granola casera con jengibre, canela y nueces

<u>Ingredientes</u>:

- 2 tazas de copos de avena
- 1/2 taza de nueces picadas
- 1/4 taza de semillas de girasol
- 1/4 taza de semillas de calabaza
- 1/4 taza de miel
- 2 cucharadas de aceite de coco
- 1 cucharadita de canela en polvo
- 1 cucharadita de jengibre en polvo
- Una pizca de sal

<u>Instrucciones</u>:

- Precalienta el horno a 160°C y forra una bandeja cuadrada con papel pergamino.
- En un tazón grande, mezcla los copos de avena, las nueces picadas, las semillas de girasol y las semillas de calabaza.

- En una cacerola, calienta la miel y el aceite de coco a fuego medio-bajo hasta que se derritan y se mezclen bien.
- Agrega la canela, el jengibre y una pizca de sal a la mezcla de miel y aceite de coco, y mezcla hasta que los ingredientes estén bien incorporados.
- Vierte la mezcla líquida sobre los ingredientes secos en el tazón y mezcla bien hasta que todos los ingredientes secos estén uniformemente cubiertos.
- Transfiere la mezcla a la bandeja preparada y compacta bien con el dorso de una cuchara o con las manos.
- Hornea en el horno precalentado durante unos 25-30 minutos o hasta que las barras estén doradas y crujientes.
- Una vez cocidas, deja enfriar completamente las barras en la bandeja antes de cortarlas en cuadrados.
- Guarda las barras en un recipiente hermético a temperatura ambiente para mantenerlas frescas y crujientes.
- Sirve las barras de granola caseras con jengibre, canela y nueces como un aperitivo saludable durante el día.

RECETA MERIENDA MATUTINA #9 - Yogur Griego con miel y nueces trituradas

Ingredientes:

- 1 taza de yogur griego
- 1-2 cucharaditas de miel (según el gusto)
- 1-2 cucharadas de nueces trituradas

Instrucciones:

- Prepara tu yogur griego preferido, asegurándote de que esté a temperatura ambiente.
- En un tazón pequeño, vierte el yogur griego.
- Agrega la miel sobre el yogur griego. Puedes ajustar la cantidad de miel según tu gusto personal.

- Tritura finamente las nueces y agrégalas sobre el yogur.
- Mezcla bien todo hasta que la miel y las nueces estén distribuidas uniformemente en el yogur.
- Asegúrate de que el yogur esté bien mezclado con la miel y las nueces.
- Sirve tu yogur griego con miel y nueces trituradas en un tazón y disfrútalo como un delicioso refrigerio antiinflamatorio.

RECETA MERIENDA MATUTINA #10 - Mix de frutos secos (almendras, nueces, avellanas)

*** *Encuentra esta receta en el MERIENDA MATUTINA #3* ***

RECETA MERIENDA MATUTINA #11 - Muffins integrales de calabaza y jengibre

Ingredientes:

- 1 taza de harina integral
- 1/2 taza de harina de avena
- 1 cucharadita de polvo de hornear
- 1/2 cucharadita de bicarbonato de sodio
- 1 cucharadita de canela en polvo
- 1/2 cucharadita de jengibre en polvo
- 1/4 cucharadita de nuez moscada
- 1/4 cucharadita de sal
- 1 taza de puré de calabaza
- 1/4 taza de aceite de coco (derretido)
- 1/4 taza de jarabe de arce
- 1 huevo
- 1 cucharadita de extracto de vainilla
- 1/4 taza de leche de almendra (o cualquier otra leche vegetal)

- Nueces picadas (opcional, para decorar)

<u>Instrucciones</u>:

- Precalienta el horno a 180°C y coloca moldes de papel para muffins en un molde para muffins.
- En un tazón grande, mezcla las harinas, el polvo de hornear, el bicarbonato de sodio, la canela, el jengibre, la nuez moscada y la sal.
- En otro tazón, mezcla el puré de calabaza, el aceite de coco derretido, el jarabe de arce, el huevo, el extracto de vainilla y la leche de almendra hasta obtener una mezcla homogénea.
- Vierte los ingredientes líquidos en el tazón de ingredientes secos y mezcla suavemente hasta obtener una masa homogénea. Asegúrate de no mezclar demasiado.
- Distribuye la masa uniformemente en los moldes para muffins, llenándolos aproximadamente 3/4 de su capacidad.
- Si lo deseas, decora cada muffin con algunas nueces picadas.
- Hornea los muffins en el horno precalentado durante unos 18-20 minutos, o hasta que, al insertar un palillo en el centro, salga limpio.
- Una vez horneados, deja enfriar los muffins en el molde durante unos minutos, luego transfiérelos a una rejilla para que se enfríen completamente.

RECETA MERIENDA MATUTINA #12 - Mix de frutos secos (nueces, almendras, avellanas)

*** *Encuentra esta receta en el MERIENDA MATUTINA #3* ***

RECETA MERIENDA MATUTINA #13 - Yogur griego con miel y fruta fresca

*** *Encuentra esta receta en el MERIENDA MATUTINA #5* ***

RECETA MERIENDA MATUTINA #14 - Trozos de fruta fresca (piña, melón, uvas)

Para un refrigerio matutino, puedes consumir aproximadamente 1/2 taza de piña en trozos, 1/2 taza de melón en cubitos y un puñado de uvas (aproximadamente 10-12 unidades). Esta cantidad proporcionará una porción equilibrada de fruta fresca para un refrigerio ligero y nutritivo.

⚡ ALMUERZOS SUGERIDOS PARA DOS SEMANAS

1. Ensalada de quinua con verduras a la parrilla y salsa de aguacate.
2. Sopa de lentejas y verduras con una rebanada de pan integral.
3. Soufflé de verduras al horno con ensalada mixta.
4. Pasta integral con pesto de espinacas y nueces.
5. Tacos de pollo con salsa de aguacate y tomate.
6. Ensalada de atún con alubias cannellini, tomates Cherry y aceitunas negras.
7. Milanesa ligera de pollo con pan rallado de quinua, acompañada de ensalada mixta y batatas asadas.
8. Ensalada de quinua con tomates secos, aceitunas negras, garbanzos y rúcula.
9. Berenjenas rellenas de quinua y verduras.
10. Tortillas de maíz con frijoles negros, aguacate y salsa de tomate.
11. Pasta integral con tomates secos, aceitunas y alcaparras.
12. Brochetas de camarones y verduras a la parrilla con ensalada de aguacate y tomates Cherry.
13. Tarta integral con alcachofas, espinacas y queso de cabra.
14. Tarta salada con calabacín y ricota.

RECETA ALMUERZO #1 - Ensalada de Quinua con verduras a la parrilla y salsa de aguacate

Ingredientes:

- 1 taza de quinua
- 2 tazas de agua
- 1 pimiento rojo, cortado en rodajas finas
- 1 pimiento amarillo, cortado en rodajas finas
- 1 calabacín, cortado en rodajas finas
- 1 cebolla morada, cortada en rodajas finas
- 1 aguacate maduro

- Zumo de 1 lima
- 2 cucharadas de aceite de oliva
- Sal y pimienta negra al gusto
- Perejil fresco picado, para decorar

Instrucciones:

- Comienza preparando la quinua. Enjuaga bien la quinua bajo agua fría corriente para eliminar el almidón. Coloca la quinua y el agua en una olla y lleva a ebullición. Reduce el fuego, tapa y deja cocinar a fuego lento durante unos 15-20 minutos, o hasta que la quinua haya absorbido completamente el agua y esté tierna. Una vez cocida, retira del fuego y deja reposar durante 5 minutos. Desgrana la quinua con un tenedor y transfiérela a un bol grande.
- Mientras la quinua se cocina, prepara las verduras a la parrilla. Calienta una parrilla o una sartén antiadherente a fuego medio-alto. Unta las rodajas de pimiento, calabacín y cebolla con un poco de aceite de oliva y ásalas hasta que estén tiernas y ligeramente carbonizadas, volteándolas ocasionalmente para asegurar una cocción uniforme. Una vez listas, coloca las verduras a la parrilla sobre la quinua en el bol.
- Prepara la salsa de aguacate. En una licuadora, combina la pulpa del aguacate maduro, el zumo de lima, 2 cucharadas de aceite de oliva y un pellizco de sal y pimienta. Mezcla hasta obtener una textura suave y cremosa.
- Vierte la salsa de aguacate sobre la quinua y las verduras a la parrilla en el bol. Mezcla suavemente hasta que todos los ingredientes estén bien combinados y estén cubiertos uniformemente con la salsa.
- Decora la ensalada con perejil fresco picado y ajusta la sal y la pimienta al gusto, si es necesario. Sirve la Ensalada de Quinua con Verduras a la Parrilla y Salsa de Aguacate como plato principal para un almuerzo saludable y nutritivo.

RECETA ALMUERZO #2 - Sopa de lentejas y verduras

Ingredientes:

- 1 taza de lentejas secas
- 4 tazas de caldo de verduras
- 2 zanahorias, cortadas en cubitos
- 2 tallos de apio, cortados en cubitos
- 1 cebolla, finamente picada
- 2 dientes de ajo, picados
- 1 patata, cortada en cubitos
- 1 calabacín, cortado en cubitos
- 1 frasco de tomates en cubitos (aproximadamente 400 g)
- 2 hojas de laurel
- 1 cucharadita de orégano seco
- 1 cucharadita de tomillo seco
- Sal y pimienta negra al gusto
- Aceite de oliva virgen extra
- Perejil fresco picado, para decorar
- Rebanadas de pan integral, para servir

Instrucciones:

- Enjuaga las lentejas bajo agua corriente para quitar cualquier impureza. En una olla grande, calienta un poco de aceite de oliva a fuego medio. Agrega la cebolla, las zanahorias y el apio, y cocina durante unos 5 minutos, hasta que las verduras estén tiernas.
- Agrega el ajo picado y cocina por otros 2 minutos, revolviendo ocasionalmente para evitar que el ajo se queme.
- Añade las lentejas, la patata, el calabacín, los tomates en cubitos, las hojas de laurel, el orégano y el tomillo. Mezcla bien para combinar todos los ingredientes.
- Vierte el caldo de verduras en la olla y lleva a ebullición. Reduce el fuego y deja cocinar a fuego lento durante unos 25-30 minutos, o hasta que las lentejas y las verduras estén tiernas.
- Asegúrate de revolver ocasionalmente durante la cocción y ajusta la sal y la pimienta al gusto.

- Una vez que la sopa esté lista, retira las hojas de laurel y sirve la sopa caliente, adornándola con un poco de perejil fresco picado. Acompaña con una rebanada de pan integral tostado.

RECETA ALMUERZO #3 - Flan de verduras al horno con ensalada mixta:

Ingredientes para el flan de Verduras:

- 2 zucchinis
- 1 berenjena
- 1 pimiento rojo
- 1 cebolla roja
- 2 dientes de ajo
- 200 g de queso ricota
- 2 huevos
- 50 g de queso parmesano rallado
- Sal y pimienta negra al gusto
- Aceite de oliva virgen extra

Ingredientes para la Ensalada Mixta:

- Lechuga
- Tomates Cherry
- Pepinos
- Aceitunas negras
- Aderezo de elección (aceite de oliva, vinagre balsámico, jugo de limón)
- Sal y pimienta negra al gusto

Instrucciones:

- Precalienta el horno a 180°C. Corta los zucchinis, la berenjena y el pimiento rojo en cubos. Rebana finamente la cebolla roja y pica los dientes de ajo.

- En una sartén, calienta un poco de aceite de oliva y agrega la cebolla y el ajo. Cocina por unos minutos hasta que estén traslúcidos.
- Añade los zucchinis, la berenjena y el pimiento rojo a la sartén. Cocina hasta que las verduras estén tiernas, pero aun ligeramente crujientes. Sazonar con sal y pimienta negra al gusto.
- En un tazón, mezcla la ricota con los huevos y el queso parmesano rallado. Agrega las verduras cocidas a la mezcla de ricota y huevos. Mezcla bien hasta obtener una mezcla homogénea.
- Vierte la mezcla en un molde para hornear ligeramente engrasado con aceite de oliva. Nivela la superficie con una cuchara.
- Hornea el flan de verduras durante unos 25-30 minutos, o hasta que esté dorado y ligeramente hinchado.
- Mientras tanto, prepara la ensalada mixta cortando la lechuga, los tomates Cherry y los pepinos en trozos. Agrega las aceitunas negras y aliña con aceite de oliva, vinagre balsámico, jugo de limón, sal y pimienta negra al gusto.
- Una vez listo, saca el flan de verduras del horno y deja que se enfríe ligeramente antes de servir. Corta en rodajas y sirve con la ensalada mixta.

RECETA ALMUERZO #4 - Pasta integral con pesto de espinacas y nueces:

Ingredientes:

Para el pesto de espinacas y nueces

- 100 g de hojas de espinacas frescas
- 50 g de nueces
- 2 dientes de ajo
- 50 g de queso parmesano rallado
- 3 cucharadas de aceite de oliva virgen extra
- Sal y pimienta negra al gusto

Para la pasta

- 300 g de pasta integral a elección
- Sal gruesa para el agua de cocción de la pasta
- Queso parmesano rallado (opcional), para decorar

<u>Instrucciones</u>:

- En primer lugar, prepara el pesto de espinacas y nueces. En una sartén antiadherente, tuesta ligeramente las nueces a fuego medio hasta que comiencen a desprender su aroma. Deja que se enfríen.
- En el procesador de alimentos o licuadora, agrega las hojas de espinacas lavadas y secas, las nueces tostadas, los dientes de ajo pelados, el queso parmesano rallado y el aceite de oliva. Tritura hasta obtener una mezcla homogénea. Si es necesario, agrega un poco de agua para alcanzar la consistencia deseada. Ajusta la sal y la pimienta negra al gusto.
- Hierve una olla de agua ligeramente salada y cocina la pasta integral siguiendo las instrucciones del paquete hasta que esté al dente.
- Escurre la pasta y reserva un poco del agua de cocción.
- En un tazón grande, mezcla la pasta con el pesto de espinacas y nueces. Agrega un par de cucharadas del agua de cocción de la pasta para ayudar al pesto a adherirse bien a la pasta.
- Sirve la pasta integral con pesto de espinacas y nueces, decorada con queso parmesano rallado fresco si lo deseas.

RECETA ALMUERZO #5 - Tacos de pollo con salsa de aguacate y tomate

<u>Ingredientes</u>:

Para los tacos de pollo

- 300 g de pechuga de pollo cortada en tiras delgadas
- 1 cucharada de aceite de oliva
- 1 cucharadita de páprika

- 1 cucharadita de comino
- 1/2 cucharadita de chile en polvo
- Sal y pimienta negra al gusto
- Hojas de lechuga, lavadas y secas
- Tortillas integrales o de maíz, calentadas

Para la salsa de aguacate y tomate

- 1 aguacate maduro
- 1 tomate mediano, sin semillas, cortado en cubitos
- Jugo de 1 limón
- 2 cucharadas de cilantro fresco picado
- Sal y pimienta negra al gusto

Instrucciones:

- En un tazón, adoba las tiras de pechuga de pollo con aceite de oliva, páprika, comino, chile en polvo, sal y pimienta negra. Mezcla bien para asegurarte de que el pollo esté uniformemente cubierto con las especias.
- Calienta una sartén antiadherente a fuego medio-alto. Agrega el pollo marinado y cocina durante unos 6-8 minutos, volteando ocasionalmente, hasta que esté bien cocido y dorado. Retira el pollo de la sartén y ponlo a un lado.
- Prepara la salsa de aguacate y tomate. En un tazón mediano, machaca el aguacate maduro con un tenedor hasta obtener una consistencia cremosa. Agrega los cubitos de tomate, el jugo de limón, el cilantro fresco picado, sal y pimienta negra. Mezcla suavemente hasta combinar todos los ingredientes.
- Calienta las tortillas integrales o de maíz en una sartén o en el microondas según las instrucciones del paquete.
- Para armar los tacos, toma una tortilla caliente y rellénala con las hojas de lechuga, las tiras de pollo cocidas y una generosa porción de salsa de aguacate y tomate.
- Repite el proceso con las tortillas y los ingredientes restantes.
- ¡Sirve los tacos de pollo con salsa de aguacate y tomate y disfruta de este delicioso plato!

RECETA ALMUERZO #6 - Ensalada de atún con frijoles Cannellini, tomates Cherry y aceitunas negras:

Ingredientes:

- 200 g de atún en conserva (preferiblemente en aceite de oliva), escurrido y desmenuzado
- 400 g de frijoles cannellini enlatados, enjuagados y escurridos
- 200 g de tomates Cherry, cortados por la mitad
- 100 g de aceitunas negras, sin hueso y rebanadas
- 1 cebolla roja, cortada en rodajas finas
- 2 cucharadas de perejil fresco picado
- Jugo de 1 limón
- 3 cucharadas de aceite de oliva virgen extra
- Sal y pimienta negra al gusto

Instrucciones:

- En un tazón grande, combina el atún desmenuzado, los frijoles cannellini enjuagados y escurridos, los tomates Cherry cortados por la mitad, las aceitunas negras rebanadas y la cebolla roja cortada en rodajas finas.
- Agrega el perejil fresco picado y mezcla suavemente los ingredientes para distribuir uniformemente los sabores.
- En un tazón pequeño, prepara la vinagreta mezclando el jugo de limón fresco con el aceite de oliva virgen extra. Agrega sal y pimienta negra al gusto y mezcla bien.
- Vierte la vinagreta sobre la ensalada de atún y frijoles y mezcla suavemente para distribuir uniformemente la vinagreta.
- Prueba la ensalada y ajusta la sal y la pimienta según tu gusto personal.
- Cubre la ensalada con film transparente y déjala reposar en el refrigerador durante al menos 30 minutos antes de servir, para que los sabores se mezclen bien.
- Cuando estés listo para servir, saca la ensalada del refrigerador, mézclala ligeramente y transfiérela a un plato para servir. Decora con un poco de perejil fresco picado y sirve.

RECETA ALMUERZO #7 - Milanesa ligera de pollo con pan rallado de quinua

Ingredientes:

- 2 pechugas de pollo deshuesadas y sin piel
- 1 taza de quinua cocida
- 2 cucharadas de aceite de oliva virgen extra
- 1 cucharadita de paprika
- 1 cucharadita de ajo en polvo
- Sal y pimienta negra al gusto

Para el acompañamiento de ensalada mixta y batatas asadas:

- 2 batatas, peladas y cortadas en cubos
- 4 tazas de ensalada mixta (lechuga, rúcula, espinacas, etc.)
- 2 cucharadas de vinagre de manzana
- 2 cucharadas de aceite de oliva virgen extra
- Sal y pimienta negra al gusto

Instrucciones:

- Precalienta el horno a 200°C y cubre una bandeja para hornear con papel pergamino.
- En un tazón, mezcla la quinua cocida con la paprika, el ajo en polvo, la sal y la pimienta negra.
- Corta las pechugas de pollo en filetes delgados y sumérgelos en el aceite de oliva virgen extra.
- Pasa cada filete de pollo por la mezcla de quinua, presionando ligeramente para que el pan rallado se adhiera bien.
- Coloca las milanesas de pollo en la bandeja preparada y hornea en el horno precalentado durante unos 20-25 minutos, o hasta que estén doradas y cocidas por completo.

- Mientras tanto, prepara las batatas asadas. Coloca los cubos de batata en una bandeja para hornear y aliña con un chorrito de aceite de oliva, sal y pimienta negra. Hornea en el horno precalentado durante unos 20-25 minutos, o hasta que las batatas estén tiernas y ligeramente doradas.
- Prepara la ensalada mixta mezclando las hojas verdes en un tazón. Aliña con vinagre de manzana, aceite de oliva, sal y pimienta negra, y mezcla bien.
- Una vez listas, sirve las milanesas de pollo con pan rallado de quinua junto con el acompañamiento de ensalada mixta y batatas asadas.

RECETA ALMUERZO #8 - Ensalada de quinua con tomates secos, aceitunas negras, garbanzos y rúcula

Ingredientes:

- 1 taza de quinua
- 2 tazas de agua
- 1/4 taza de tomates secos en aceite, cortados en trozos
- 1/4 taza de aceitunas negras sin hueso, cortadas en rodajas
- 1 taza de garbanzos cocidos
- 2 puñados de rúcula fresca
- Zumo de 1 limón
- 2 cucharadas de aceite de oliva virgen extra
- Sal y pimienta negra al gusto
- Perejil fresco picado (opcional, para decorar)

Instrucciones:

- Comienza enjuagando bien la quinua bajo agua fría corriente para eliminar el almidón.
- Coloca la quinua y el agua en una cacerola y lleva a ebullición. Reduce el fuego, tapa y cocina a fuego lento durante unos 15-20 minutos, o hasta que la quinua esté tierna y haya absorbido toda el agua. Una vez cocida, retira la cacerola del fuego y deja reposar durante unos minutos, luego desgránala con un tenedor.

- En un tazón grande, combina la quinua cocida con los tomates secos, las aceitunas negras, los garbanzos y la rúcula.
- En un pequeño tazón, mezcla el zumo de limón, el aceite de oliva virgen extra, la sal y la pimienta negra.
- Vierte el aderezo sobre la quinua y mezcla bien para distribuir uniformemente el aliño.
- Sirve la ensalada de quinua decorando con perejil fresco picado, si lo deseas.

RECETA ALMUERZO #9 - Berenjenas rellenas de quinua y verduras

Ingredientes:

- 2 berenjenas medianas
- 1 taza de quinua
- 2 tazas de agua
- 1 cebolla, finamente picada
- 2 dientes de ajo, finamente picados
- 1 pimiento rojo, cortado en cubitos
- 1 calabacín, cortado en cubitos
- 1 zanahoria, rallada
- 1 taza de tomates en cubitos
- 2 cucharadas de aceite de oliva virgen extra
- Sal y pimienta negra al gusto
- Queso rallado (opcional)
- Perejil fresco picado (para decorar)

Instrucciones:

- Precalienta el horno a 200°C.
- Corta las berenjenas por la mitad a lo largo y vacía la pulpa con una cuchara, dejando un borde de aproximadamente 1 cm. Reserva la pulpa de las berenjenas.

- En una olla, lleva 2 tazas de agua a ebullición y agrega la quinua. Reduce el fuego y cocina tapado durante unos 15-20 minutos, o hasta que la quinua absorba toda el agua y esté tierna. Escurre cualquier exceso de agua y reserva.
- En una sartén grande, calienta el aceite de oliva virgen extra a fuego medio. Agrega la cebolla y el ajo y cocina hasta que estén translúcidos, unos 2-3 minutos.
- Añade el pimiento rojo, el calabacín, la zanahoria y la pulpa de berenjena picada a la sartén. Cocina por otros 5-7 minutos, hasta que las verduras estén tiernas.
- Agrega los tomates en cubitos y la quinua cocida a la sartén y mezcla bien. Sazonar con sal y pimienta negra al gusto.
- Rellena las mitades de berenjena con la mezcla de quinua y verduras y colócalas en una bandeja para hornear ligeramente engrasada.
- Hornea en el horno precalentado durante unos 25-30 minutos, o hasta que las berenjenas estén tiernas y ligeramente doradas en la superficie.
- Si lo deseas, espolvorea las berenjenas rellenas con queso rallado durante los últimos 5 minutos de cocción.
- Sirve las berenjenas rellenas calientes.

RECETA ALMUERZO #10 - Tortillas de maíz con frijoles negros, aguacate y salsa de tomate

<u>Ingredientes</u>:

- 8 tortillas de maíz
- 1 aguacate maduro, pelado y rebanado
- 1 taza de frijoles negros cocidos, escurridos y enjuagados
- 1 tomate grande, cortado en cubitos
- 1/2 cebolla roja, finamente picada
- Jugo de lima
- Cilantro fresco picado (opcional)
- Sal y pimienta negra al gusto
- Chile en polvo (opcional)

Instrucciones:

- En un tazón, prepara la salsa de tomate mezclando los cubitos de tomate, la cebolla roja picada, el jugo de lima, el cilantro fresco (si lo estás usando), la sal y la pimienta negra. También agrega una pizca de chile en polvo si deseas un poco de picante. Mezcla bien y reserva.
- Calienta las tortillas de maíz en una sartén antiadherente durante unos segundos por cada lado, hasta que estén calientes y suaves.
- Distribuye los frijoles negros cocidos en cada tortilla calentada.
- Agrega las rebanadas de aguacate en cada tortilla sobre los frijoles negros.
- Vierte la salsa de tomate preparada sobre cada tortilla.
- Enrolla las tortillas y sirve inmediatamente.

RECETA ALMUERZO #11 - Pasta integral con tomates secos, aceitunas y alcaparras

Ingredientes:

- 320 g de pasta integral
- 100 g de tomates secos en aceite, cortados en trozos
- 50 g de aceitunas negras, deshuesadas y en rodajas
- 2 cucharadas de alcaparras, enjuagadas y escurridas
- 2 dientes de ajo, picados finamente
- Chile rojo en copos (opcional)
- Aceite de oliva virgen extra
- Sal y pimienta negra al gusto
- Perejil fresco, picado finamente (opcional)
- Queso parmesano rallado (opcional, para servir)

Instrucciones:

- Cocina la pasta integral en abundante agua con sal siguiendo las instrucciones del paquete hasta que esté al dente. Escurre la pasta, reservando un poco de agua de cocción.

- En una sartén grande, calienta un poco de aceite de oliva virgen extra a fuego medio. Agrega el ajo picado y, si lo deseas, una pizca de chile rojo en copos para darle un toque picante.

- Cuando el ajo comience a dorarse ligeramente, añade los tomates secos cortados en trozos, las aceitunas negras y las alcaparras. Mezcla bien y cocina durante unos 2-3 minutos, removiendo de vez en cuando.

- Agrega la pasta cocida a la sartén con el condimento. Mezcla bien para distribuir uniformemente el condimento sobre la pasta. Si la pasta está demasiado seca, añade un poco de agua de cocción de la pasta para crear una consistencia cremosa.

- Ajusta la sal y la pimienta negra al gusto. Si lo deseas, puedes agregar un poco de perejil fresco picado para darle un toque de frescura.

- Sirve la pasta integral con tomates secos, aceitunas y alcaparras en platos individuales y espolvorea con queso parmesano rallado, si lo deseas.

RECETA ALMUERZO #12 - Brochetas de camarones y verduras a la parrilla con ensalada de aguacate y tomates

Ingredientes para las brochetas:

- 250 g de camarones pelados
- 1 pimiento rojo, cortado en cubos
- 1 pimiento verde, cortado en cubos
- 1 cebolla roja, cortada en trozos
- 1 calabacín, cortado en rodajas gruesas
- Jugo de limón
- Sal y pimienta negra al gusto
- Aceite de oliva virgen extra

Ingredientes para la ensalada de aguacate y tomates:

- 2 aguacates, cortados en cubos
- 200 g de tomates Cherry, cortados por la mitad
- 1 pepino, cortado en rodajas finas
- 1 cebolla roja, cortada en rodajas finas
- Jugo de lima
- Perejil fresco, picado finamente
- Sal y pimienta negra al gusto

Instrucciones:

- Precalienta una parrilla o una sartén antiadherente.
- Prepara las brochetas alternando los camarones con los pimientos, la cebolla roja y las rodajas de calabacín en brochetas de madera o metal. Unta ligeramente las brochetas con un poco de jugo de limón, aceite de oliva virgen extra, sal y pimienta negra.
- Cocina las brochetas en la parrilla precalentada durante aproximadamente 3-4 minutos por cada lado, o hasta que los camarones estén bien cocidos y las verduras estén tiernas y ligeramente carbonizadas.
- Mientras tanto, prepara la ensalada de aguacate y tomates. En un tazón grande, combina los cubos de aguacate, los tomates Cherry cortados por la mitad, las rodajas de pepino y la cebolla roja en rodajas. Aliña con jugo de lima, perejil fresco picado, sal y pimienta negra, y mezcla suavemente para combinar bien los ingredientes.
- Una vez listas, sirve las brochetas de camarones y verduras a la parrilla calientes junto con la ensalada de aguacate y tomates.

RECETA ALMUERZO #13 - Torta salada integral con alcachofas, espinacas y queso de cabra:

Ingredientes:

Para la masa

- 200 g de harina integral
- 100 g de mantequilla fría, cortada en cubitos
- Agua fría, cantidad necesaria
- Una pizca de sal

Para el relleno:

- 200 g de alcachofas congeladas, descongeladas y cortadas en trozos
- 200 g de espinacas frescas
- 100 g de queso de cabra, desmenuzado
- 3 huevos
- 200 ml de leche
- Sal y pimienta, al gusto
- Nuez moscada, al gusto

<u>Instrucciones</u>:

- Precalienta el horno a 180°C y prepara un molde para tarta con papel de hornear.
- Prepara la masa: en un tazón grande, mezcla la harina integral con la mantequilla fría en cubitos y una pizca de sal. Trabaja rápidamente con las manos hasta obtener una mezcla arenosa. Agrega agua fría poco a poco hasta formar una masa suave pero no pegajosa. Envuelve la masa en film transparente y déjala reposar en el refrigerador durante al menos 30 minutos.
- Mientras tanto, prepara el relleno: en una sartén, cocina las alcachofas congeladas con un chorrito de aceite hasta que estén doradas. Agrega las espinacas frescas y cocina hasta que estén marchitas. Escurre cualquier líquido sobrante y deja enfriar ligeramente.
- En un tazón, bate los huevos con la leche. Agrega el queso de cabra desmenuzado y mezcla bien. Añade las alcachofas y espinacas cocidas, luego condimenta con sal, pimienta y nuez moscada al gusto.
- Retira la masa para la tarta del refrigerador y estírala sobre una superficie enharinada hasta obtener un círculo ligeramente más grande que el molde. Transfiere cuidadosamente la masa al molde y ajusta bien los bordes.

- Vierte la mezcla de huevos, queso de cabra, alcachofas y espinacas sobre la masa en el molde.
- Hornea la tarta salada en el horno precalentado a 180°C durante aproximadamente 30-35 minutos, o hasta que esté dorada y cocida.
- Una vez lista, deja enfriar ligeramente antes de cortar en rebanadas y servir.

RECETA ALMUERZO #14 - Tarta salada con calabacín y ricota.

Ingredientes:

Para la masa:

- 200g de harina integral
- 100g de mantequilla fría, cortada en cubitos
- Agua fría, cantidad necesaria
- Una pizca de sal

Para el relleno:

- 2 calabacines medianos, cortados en rodajas finas
- 200g de ricota
- 2 huevos
- 50g de queso rallado (como parmesano o pecorino)
- Un manojo de albahaca fresca, picada
- Sal y pimienta, al gusto
- Aceite de oliva virgen extra

Instrucciones:

- Precalienta el horno a 180°C y prepara un molde para tarta con papel de hornear.
- Prepara la masa: en un tazón grande, mezcla la harina integral con la mantequilla fría en cubitos y una pizca de sal. Trabaja rápidamente con las manos hasta obtener una mezcla arenosa. Agrega agua fría poco a poco hasta formar una masa suave

pero no pegajosa. Envuelve la masa en film transparente y déjala reposar en el refrigerador durante al menos 30 minutos.

- Mientras tanto, prepara el relleno: en una sartén, calienta un poco de aceite de oliva y cocina las rodajas de calabacín hasta que estén tiernas, pero no completamente cocidas. Escúrrelas sobre papel absorbente y deja que se enfríen ligeramente.

- En un tazón, mezcla la ricota con los huevos, el queso rallado y la albahaca fresca picada. Condimenta con sal y pimienta al gusto.

- Retira la masa para la tarta del refrigerador y estírala sobre una superficie enharinada hasta obtener un círculo ligeramente más grande que el molde. Transfiere cuidadosamente la masa al molde y ajusta bien los bordes.

- Vierte la mezcla de ricota sobre la masa en el molde.

- Coloca las rodajas de calabacín sobre el relleno de ricota, superponiéndolas ligeramente.

- Hornea la tarta en el horno precalentado a 180°C durante unos 30-35 minutos, o hasta que la corteza esté dorada y el relleno esté cocido y ligeramente dorado en la superficie.

- Una vez lista, deja enfriar ligeramente antes de cortar en porciones y servir.

MERIENDA DE LA TARDE, SUGERENCIAS PARA DOS SEMANAS

1. Yogur griego con miel y almendras en rodajas.
2. Bastones de zanahoria con hummus.
3. Yogur griego con granola sin azúcar y fruta fresca.
4. Bastones de pepino con hummus.
5. Fruta fresca en trozos (piña, melón, uvas).
6. Bastones de apio con crema de almendras.
7. Yogur griego con miel y nueces picadas.
8. Mezcla de frutos secos (nueces, almendras, avellanas).
9. Fruta fresca (fresas, arándanos, granada).
10. Bastones de zanahoria con hummus.
11. Yogur griego con granola sin azúcar y fruta fresca.
12. Rollitos de pepino rellenos de queso ricota.
13. Fruta fresca (naranjas, kiwi, arándanos).
14. Mezcla de frutos secos (pasas, higos secos, ciruelas).

RECETA MERIENDA #1 - Yogur griego con miel y almendras en rodajas.

Ingredientes:

- Yogur griego
- Miel
- Almendras en rodajas

Instrucciones:

- Prepara un tazón de yogur griego, preferiblemente sin azúcar y con alto contenido de grasas para obtener una textura más cremosa.

- Agrega miel al gusto, mezclando bien para distribuirla uniformemente en el yogur.
- Tuesta ligeramente las almendras en rodajas en una sartén antiadherente hasta que estén ligeramente doradas y crujientes.
- Espolvorea las almendras tostadas sobre el yogur griego con miel.
- Revuelve suavemente para distribuir uniformemente las almendras.
- Sirve el yogur griego con miel y almendras en rodajas como refrigerio matutino o como postre ligero.

RECETA MERIENDA #2 - Bastones de zanahoria con hummus.

*** *Encuentra esta receta en la MERIENDA MATUTINA #1* ***

RECETA MERIENDA #3 - Yogur griego con granola sin azúcar y fruta fresca.

*** *Encuentra esta receta en la MERIENDA MATUTINA #5* ***

RECETA MERIENDA #4 - Bastones de pepino con hummus.

*** *Encuentra esta receta en la MERIENDA MATUTINA #1* ***

RECETA MERIENDA #5 - Fruta fresca cortada en trozos (piña, melón, uvas).

Puedes disfrutar de una porción de fruta fresca cortada en trozos, como piña, melón o uvas. La porción puede variar según tus preferencias y necesidades calóricas, pero equivale a una taza de fruta cortada en trozos.

RECETA MERIENDA #6 - Bastoncitos de sedano con crema de almendras.

Ingredientes:

- Sedano fresco, cortado en bastoncillos.
- Almendras crudas, sin tostar y sin sal.
- Agua.
- Opcional: una pizca de sal marina.

Instrucciones:

- Remoja las almendras en agua durante al menos 4 horas o durante la noche. Esto suavizará las almendras y facilitará la preparación de la crema.
- Escurre y enjuaga las almendras remojadas.
- Coloca las almendras en una licuadora de alta potencia. Agrega un poco de agua para comenzar y licúa hasta obtener una consistencia suave y cremosa. Si es necesario, agrega más agua gradualmente hasta alcanzar la consistencia deseada. Agrega una pizca de sal marina si lo deseas.
- Limpia el sedano y córtalo en bastoncillos del tamaño deseado.
- Sirve los bastoncillos de sedano con la crema de almendras como acompañamiento.

RECETA MERIENDA #7 - Yogurt griego con miel y nueces trituradas.

<u>Ingredientes</u>:

- Yogurt griego.
- Miel.
- Nueces (o cualquier otra fruta seca de tu elección).

<u>Instrucciones</u>:

- Toma una porción de yogurt griego y colócala en un tazón.
- Agrega una generosa cantidad de miel sobre el yogurt griego. La cantidad dependerá de tus preferencias personales, puedes ajustarla según el nivel de dulzura que desees.
- Tritura las nueces u otra fruta seca que prefieras. Puedes usar nueces, almendras, avellanas u otro tipo de fruta seca que te guste.
- Espolvorea las nueces trituradas sobre el yogurt griego y la miel.
- Mezcla suavemente los ingredientes en el tazón para que la miel y las nueces se distribuyan uniformemente en el yogurt griego.
- Sirve de inmediato y disfruta de esta deliciosa y nutritiva combinación de yogurt, miel y nueces como tentempié o postre ligero

RECETA MERIENDA #8 - Mezcla de frutos secos (nueces, almendras, avellanas).

Puedes disfrutar de una porción de mezcla de frutos secos, que puede incluir nueces, almendras y avellanas. La porción puede variar según tus preferencias y tus necesidades calóricas, pero generalmente equivale a aproximadamente un puñado de frutos secos.

RECETA MERIENDA #9 - Fruta fresca (fresas, arándanos, granada).

Puedes disfrutar de una porción de fruta fresca en trozos, como fresas, arándanos y granada. La porción puede variar según tus preferencias y tus necesidades calóricas, pero generalmente equivale a aproximadamente una taza de fruta fresca mixta.

RECETA MERIENDA #10 - Bastones de zanahoria con hummus.

*** *Encuentra esta receta en la MERIENDA MATUTINA #1* ***

RECETA MERIENDA #11 - Yogur griego con granola sin azúcar y fruta fresca.

*** *Encuentra esta receta en la MERIENDA MATUTINA #5* ***

RECETA MERIENDA #12 - Rollos de pepino rellenos de queso ricota.

Ingredientes:

- 1 pepino
- 100g de queso ricota
- Hierbas frescas picadas (como perejil, albahaca o cebollino)
- Jugo de limón
- Sal y pimienta al gusto

Instrucciones:

- Lava cuidadosamente el pepino y pélalo si lo prefieres.
- Corta el pepino en rodajas finas a lo largo, usando una mandolina o un pelador de verduras.

- En un tazón, mezcla la ricota con las hierbas frescas picadas. Agrega un poco de jugo de limón y sazonar con sal y pimienta al gusto. Mezcla bien para incorporar todos los ingredientes.
- Toma una rodaja de pepino y distribuye una cucharadita de la mezcla de ricota en el lado más ancho.
- Enrolla suavemente el pepino con el relleno de ricota adentro, formando un pequeño rollo.
- Repite el proceso con las rodajas de pepino restantes y el relleno de ricota.
- Coloca los rollos de pepino en un plato para servir y sirve como aperitivo ligero o como tentempié saludable.

RECETA MERIENDA #13 - Fruta fresca (naranja, kiwi, arándanos).

*** *Encuentra esta receta en la MERIENDA MATUTINA #7* ***

RECETA MERIENDA #14 - Frutos secos variados (pasas de uva, higos secos, ciruelas pasas)

La porción puede variar según tus preferencias y tus necesidades calóricas, pero generalmente equivale a aproximadamente un puñado de frutos secos.

❧ CENAS SUGERIDAS PARA DOS SEMANAS

1. Salmón al horno con acompañamiento de espárragos y calabacines a la parrilla.
2. Pollo al curry con verduras servido con arroz integral.
3. Tortillas de maíz con salmón ahumado, aguacate y ensalada de tomate.
4. Quiche de espinacas y ricota sin corteza con ensalada verde.
5. Hamburguesas de quinua y frijoles con parmesano y hierbas aromáticas.
6. Lasaña vegetariana de verduras a la parrilla y ricota.
7. Tarta de verduras con base de masa quebrada integral.
8. Salmón al horno con acompañamiento de brócoli al vapor y batatas asadas.
9. Pollo a la parrilla con ensalada mixta de tomates Cherry, pepinos, aceitunas y feta.
10. Tortilla al horno con calabacín y tomates secos.
11. Cazuela de verduras al horno con parmesano y hierbas aromáticas.
12. Pizza integral con tomates frescos, mozzarella de búfala y albahaca.
13. Risotto integral con setas mixtas y perejil.
14. Flan de verduras al horno con espinacas, calabacines, tomates Cherry y mozzarella.

RECETA CENA #1 - Salmón al horno con acompañamiento de espárragos y calabacines a la parrilla

Ingredientes:

- 4 filetes de salmón
- 1 manojo de espárragos
- 2 calabacines
- Aceite de oliva virgen extra
- Sal y pimienta al gusto
- Zumo de limón
- Perejil fresco picado

<u>Instrucciones</u>:

- Precalienta el horno a 200°C.
- Limpia los espárragos, eliminando la parte dura del tallo, y corta los calabacines en rodajas.
- Coloca los filetes de salmón en una bandeja para hornear forrada con papel pergamino y aderézalos con un chorrito de aceite de oliva, sal, pimienta y zumo de limón.
- Distribuye los espárragos y las rodajas de calabacín alrededor del salmón en la misma bandeja.
- Hornea en el horno precalentado durante unos 15-20 minutos, o hasta que el salmón esté cocido y las verduras estén tiernas y ligeramente doradas.
- Sirve el salmón caliente, decorado con perejil fresco picado, y acompáñalo con las verduras a la parrilla.

RECETA CENA #2 - Pollo al curry con verduras servido con arroz integral

<u>Ingredientes</u>:

- 500g de pechuga de pollo, cortada en cubos
- 2 calabacines, cortados en rodajas
- 1 pimiento rojo, cortado en tiras
- 1 cebolla, en rodajas
- 2 dientes de ajo, picados
- 1 lata de leche de coco
- 2 cucharadas de pasta de curry
- 1 cucharada de aceite de oliva
- Sal y pimienta al gusto
- 300g de arroz integral
- Perejil fresco picado (opcional)

Instrucciones:

- Cocina el arroz integral siguiendo las instrucciones del paquete.
- En una sartén grande, calienta el aceite de oliva a fuego medio y agrega la cebolla y el ajo. Sofríe hasta que estén translúcidos.
- Añade los cubos de pollo a la sartén y dóralos hasta que estén dorados por todos los lados.
- Agrega los calabacines y el pimiento rojo cortados a la sartén y cocina por unos minutos hasta que las verduras estén tiernas.
- Vierte la pasta de curry en la sartén y mezcla bien para distribuirla uniformemente.
- Añade la leche de coco y mezcla hasta que todos los ingredientes estén bien incorporados. Cocina a fuego medio-bajo durante unos 10-15 minutos, hasta que el pollo esté completamente cocido y las verduras estén tiernas.
- Prueba y ajusta la sal y la pimienta, si es necesario.
- Una vez listo, sirve el pollo al curry con las verduras sobre el arroz integral caliente.
- Decora con perejil fresco picado, si lo deseas.

RECETA CENA #3 - Tortillas de Maíz con Salmón Ahumado, Aguacate y Ensalada de Tomate

Ingredientes:

- 4 tortillas de maíz
- 200g de salmón ahumado, cortado en rodajas finas
- 1 aguacate maduro, en rodajas
- 2 tomates, en rodajas
- Hojas de lechuga o ensalada mixta
- Zumo de limón
- Sal y pimienta al gusto

Instrucciones:

- Calienta las tortillas de maíz en una sartén antiadherente durante aproximadamente 1 minuto por cada lado, hasta que estén calientes y ligeramente crujientes.
- Coloca las tortillas calientes en un plato para servir.
- Coloca algunas rodajas de salmón ahumado sobre cada tortilla.
- Distribuye uniformemente las rodajas de aguacate sobre el salmón.
- Coloca algunas rodajas de tomate sobre el aguacate.
- Agrega un manojo de hojas de lechuga o ensalada mixta sobre el tomate.
- Exprime un poco de zumo de limón sobre los ingredientes y sazonar con sal y pimienta al gusto.
- Enrolla las tortillas para cerrarlas y sírvelas de inmediato.

RECETA CENA #4 - Quiche de espinacas y ricota sin corteza con ensalada verde

Ingredientes:

- Para la quiche:
- 200g de espinacas frescas, lavadas y picadas
- 200g de ricota
- 3 huevos
- 50g de queso rallado (como parmesano o pecorino)
- Sal y pimienta al gusto
- Aceite de oliva
- Para la ensalada verde:
- Lechuga o ensalada mixta
- Tomates Cherry
- Pepinillos en vinagre
- Aceitunas negras
- Aceite de oliva
- Vinagre balsámico

- Sal y pimienta al gusto

Instrucciones:

- Precalienta el horno a 180°C.
- En una sartén, calienta un poco de aceite de oliva y añade las espinacas picadas. Cocina hasta que las espinacas estén marchitas. Escúrrelas bien para quitar el exceso de agua.
- En un bol, bate los huevos y añade la ricota, el queso rallado y las espinacas. Mezcla bien y ajusta la sal y la pimienta.
- Vierte la mezcla en un molde para hornear ligeramente engrasado con aceite de oliva.
- Hornea la quiche durante unos 25-30 minutos, o hasta que esté dorada en la superficie y bien cocida en el interior.
- Mientras tanto, prepara la ensalada verde mezclando la lechuga o la ensalada mixta con los tomates Cherry cortados por la mitad, los pepinillos en vinagre y las aceitunas negras.
- Aliña la ensalada con aceite de oliva, vinagre balsámico, sal y pimienta al gusto.
- Una vez que la quiche esté lista, retírala del horno y déjala enfriar ligeramente antes de servirla con la ensalada verde.

RECETA CENA #5 - Hamburguesas de quinua y frijoles con parmesano y hierbas aromáticas

Ingredientes:

- 1 taza de quinua cocida
- 1 taza de frijoles negros cocidos y machacados
- 1/2 taza de queso parmesano rallado
- 2 cucharadas de perejil fresco picado
- 1 cucharada de albahaca fresca picada
- Sal y pimienta al gusto
- Aceite de oliva (para cocinar)

Instrucciones:

- En un tazón grande, mezcla la quinua cocida, los frijoles negros machacados, el queso parmesano rallado, el perejil y la albahaca picados.
- Añade sal y pimienta al gusto y mezcla bien hasta obtener una mezcla homogénea.
- Con las manos húmedas, forma la mezcla en pequeñas hamburguesas.
- Calienta un poco de aceite de oliva en una sartén antiadherente a fuego medio.
- Cocina las hamburguesas durante aproximadamente 4-5 minutos por cada lado, o hasta que estén doradas y crujientes.
- Una vez cocidas, sirve las hamburguesas de quinua y frijoles con una ensalada fresca o verduras a la parrilla.

RECETA CENA #6 - Lasaña vegetariana con verduras a la parrilla y Ricota

Ingredientes:

- 9 láminas de lasaña integral
- 2 calabacines, cortados en rodajas finas
- 1 berenjena, cortada en rodajas finas
- 1 pimiento rojo, cortado en tiras
- 1 pimiento amarillo, cortado en tiras
- 250g de ricota
- 200g de espinacas frescas
- 1 diente de ajo, picado
- 400ml de puré de tomate
- 100g de queso rallado (parmesano o pecorino)
- Aceite de oliva
- Sal y pimienta al gusto

Instrucciones:

- Precalienta el horno a 180°C.

- En una sartén, calienta un poco de aceite de oliva y saltea las rodajas de calabacín, berenjena y pimientos hasta que estén tiernos. Sazonar con sal y pimienta al gusto.
- En un tazón, mezcla la ricota con las espinacas frescas y el ajo picado. Ajusta la sazón con sal y pimienta según tu gusto.
- En un molde para hornear, extiende una capa delgada de puré de tomate en el fondo.
- Coloca una capa de láminas de lasaña sobre el puré de tomate.
- Distribuye uniformemente la mitad de las verduras a la parrilla sobre la pasta.
- Agrega una capa de la mitad de la mezcla de ricota y espinacas sobre las verduras.
- Repite el proceso con otra capa de láminas de lasaña, verduras a la parrilla y mezcla de ricota y espinacas.
- Cubre todo con otra capa de láminas de lasaña y vierte el resto del puré de tomate sobre ellas.
- Espolvorea el queso rallado sobre la parte superior de la lasaña.
- Cubre el molde con papel de aluminio y hornea durante unos 30 minutos.
- Retira el papel de aluminio y hornea durante otros 10-15 minutos o hasta que el queso esté dorado en la superficie.
- Una vez cocida, deja reposar la lasaña unos minutos antes de cortarla y servirla.

RECETA CENA #7 - Tarta de verduras con base de masa quebrada integral

Ingredientes:

Para la masa quebrada integral

- 200 g de harina integral
- 100 g de mantequilla fría cortada en cubitos
- 1 huevo
- 1 pizca de sal
- Agua fría, si es necesario

Para el Relleno

- 2 calabacines medianos, cortados en rodajas finas
- 1 pimiento rojo, cortado en tiras finas
- 1 cebolla morada, en rodajas
- 2 zanahorias medianas, cortadas en rodajas finas
- 2 dientes de ajo, picados finamente
- 2 cucharadas de aceite de oliva
- Sal y pimienta negra molida al gusto
- Hierbas frescas (romero, tomillo, perejil), al gusto
- Queso de cabra (opcional), para servir

Instrucciones:

- En un tazón, mezcla la harina integral y la sal. Agrega la mantequilla fría en cubitos y trabaja rápidamente con las manos hasta obtener una mezcla arenosa.
- Agrega el huevo ligeramente batido y amasa hasta formar una masa homogénea. Si es necesario, agrega un poco de agua fría para facilitar el amasado.
- Envuelve la masa quebrada en film transparente y refrigérala durante al menos 30 minutos.
- En una sartén, calienta el aceite de oliva a fuego medio. Agrega el ajo picado y cocina hasta que esté dorado.
- Agrega las verduras cortadas en rodajas (calabacín, pimiento, cebolla y zanahoria) a la sartén. Cocina durante unos 8-10 minutos, revolviendo ocasionalmente, hasta que las verduras estén tiernas, pero aún crujientes. Sazonar con sal y pimienta al gusto y agrega las hierbas frescas picadas.
- Precalienta el horno a 180°C y forra un molde para tarta con papel pergamino.
- Estira la masa quebrada integral sobre una superficie enharinada hasta que tenga un grosor de aproximadamente 5 mm. Transfiérela al molde para tarta y recorta los bordes sobrantes.
- Distribuye uniformemente el relleno de verduras sobre la masa quebrada.
- Hornea la tarta en el horno precalentado durante unos 25-30 minutos o hasta que la masa esté dorada y crujiente.
- Deja enfriar ligeramente antes de cortar la tarta en porciones. Sirve caliente o a temperatura ambiente, opcionalmente acompañada de queso de cabra desmenuzado.

RECETA CENA #8 - Salmón al horno con guarnición de brócoli al vapor y patatas dulces asadas

Ingredientes:

Para el Salmón

- 4 filetes de salmón (aproximadamente 150 g cada uno)
- Zumo de limón
- Sal y pimienta negra recién molida
- Hierbas frescas (romero, tomillo, perejil), picadas (opcional)

Para la Guarnición de Brócoli

- 1 manojo de brócoli, lavado y cortado en floretes
- Sal

Para las Patatas Dulces Asadas

- 2 patatas dulces, peladas y cortadas en cubos
- 2 cucharadas de aceite de oliva
- 1 cucharadita de pimentón
- Sal y pimienta negra recién molida

Instrucciones:

- Precalienta el horno a 200°C.
- En un tazón, mezcla los cubos de patata dulce con el aceite de oliva, el pimentón, la sal y la pimienta. Mezcla bien para cubrir uniformemente las patatas.
- Distribuye las patatas dulces en una bandeja para hornear forrada con papel de horno y hornea en el horno precalentado durante unos 25-30 minutos o hasta que estén tiernas por dentro y crujientes por fuera, volteándolas a la mitad de la cocción.

- Mientras las patatas dulces se hornean, llena una olla con agua y lleva a ebullición.
- Agrega los floretes de brócoli en la olla y cocina al vapor durante unos 5-7 minutos o hasta que estén tiernos, pero aún crujientes. Escúrrelos y reserva.
- Coloca los filetes de salmón en una bandeja para hornear forrada con papel de horno.
- Exprime un poco de zumo de limón sobre cada filete de salmón y sazonar con sal, pimienta y hierbas frescas picadas, si lo deseas.
- Transfiere la bandeja con el salmón al horno precalentado y hornea durante unos 12-15 minutos, o hasta que el salmón esté cocido y se desmenuce fácilmente con un tenedor.
- Sirve el salmón caliente acompañado de brócoli al vapor y patatas dulces asadas.

RECETA CENA #9 - Pollo a la parrilla con ensalada mixta de tomates Cherry, pepinos, aceitunas y queso feta.

<u>Ingredientes</u>:

Para el Pollo

- 4 pechugas de pollo deshuesadas y sin piel
- Zumo de limón
- Aceite de oliva
- Sal y pimienta negra recién molida
- Hierbas frescas (romero, tomillo, perejil), picadas (opcional)

Para la Ensalada Mixta

- 2 tazas de tomates Cherry, cortados por la mitad
- 1 pepino, en rodajas
- 1/2 taza de aceitunas negras, sin hueso
- 100 g de queso feta, cortado en cubos
- Hojas de lechuga mixta (lechuga, rúcula, espinacas, etc.)

- Zumo de limón
- Aceite de oliva
- Sal y pimienta negra recién molida

<u>Instrucciones</u>:

- Precalienta la parrilla a fuego medio-alto.
- En un tazón, condimenta las pechugas de pollo con zumo de limón, aceite de oliva, sal, pimienta y hierbas frescas picadas (si deseas). Deja marinar durante al menos 15-20 minutos.
- Asa las pechugas de pollo en la parrilla precalentada durante unos 6-8 minutos por lado, o hasta que estén bien cocidas y tengan marcas de parrilla. Asegúrate de que el pollo alcance una temperatura interna adecuada de al menos 75°C.
- En un tazón grande, combina los tomates Cherry, el pepino en rodajas, las aceitunas negras y los cubos de queso feta.
- Agrega las hojas de lechuga mixta al tazón.
- Aliña la ensalada con zumo de limón, aceite de oliva, sal y pimienta negra recién molida. Mezcla bien para distribuir uniformemente el aderezo.
- Coloca las pechugas de pollo asadas en un plato para servir y acompáñalas con la ensalada mixta preparada.
- Sirve inmediatamente y disfruta del pollo jugoso y la ensalada fresca.

RECETA CENA #10 - Tortilla al horno con calabacín y tomates secos.

<u>Ingredientes</u>:

- 6 huevos
- 2 calabacines medianos
- 8 tomates secos
- 50 g de queso rallado (preferiblemente pecorino)
- 2 cucharadas de aceite de oliva virgen extra

- Sal y pimienta al gusto
- Perejil fresco picado (opcional)

<u>Instrucciones</u>:

- Precalienta el horno a 180°C.
- Corta los calabacines en rodajas finas y los tomates secos en trozos.
- En un bol, bate los huevos con el queso rallado, la sal, la pimienta y el perejil fresco picado (si lo deseas).
- En una sartén antiadherente, calienta el aceite de oliva y cocina los calabacines hasta que estén tiernos.
- Añade los tomates secos a los calabacines y cocina por otros 2-3 minutos.
- Vierte las verduras en el bol con los huevos batidos y mezcla bien.
- Vierte la mezcla en un molde para hornear previamente engrasado.
- Hornea durante unos 20-25 minutos o hasta que la tortilla esté dorada y firme.
- Una vez cocida, deja enfriar ligeramente antes de cortarla en rebanadas y servir.

RECETA CENA #11 - Cazuela de verduras al horno con parmesano y hierbas aromáticas.

<u>Ingredientes</u>:

- 2 zucchinis, cortados en rodajas
- 2 berenjenas, cortadas en cubos
- 2 pimientos, cortados en tiras
- 1 cebolla morada, cortada en rodajas
- 2 tomates, cortados en rodajas
- 3 cucharadas de aceite de oliva
- 2 dientes de ajo, picados finamente
- Sal y pimienta negra molida al gusto
- 50 g de queso parmesano rallado
- Hierbas aromáticas frescas picadas (romero, tomillo, perejil) al gusto

Instrucciones:

- Precalienta el horno a 200°C.
- En un tazón grande, combina los zucchinis, las berenjenas, los pimientos, la cebolla morada y el ajo picado.
- Agrega el aceite de oliva y mezcla bien para condimentar uniformemente las verduras.
- Coloca las verduras condimentadas en una capa uniforme en una bandeja para hornear.
- Hornea las verduras precalentadas en el horno y cocina durante aproximadamente 25-30 minutos, o hasta que las verduras estén tiernas y ligeramente doradas en los bordes.
- Una vez cocidas, retira las verduras del horno y espolvoréalas con el queso parmesano rallado y las hierbas aromáticas picadas.
- Ajusta la sal y la pimienta al gusto.
- Sirve las verduras al horno calientes como acompañamiento o plato principal.

RECETA CENA #12 - Pizza Integral con tomates frescos, mozzarella de búfala y albahaca.

Ingredientes:

Para la masa de la pizza

- 300 g de harina integral
- 1 sobre de levadura de cerveza seca
- 200 ml de agua tibia
- 2 cucharadas de aceite de oliva
- 1 cucharadita de sal

Para el condimento

- Puré de tomate

- Mozzarella de búfala (o alternativa vegana)
- Verduras variadas al gusto (pimientos, tomates, zucchinis, berenjenas, cebollas moradas, champiñones, etc.)
- Orégano seco
- Sal y pimienta al gusto
- Aceite de oliva virgen extra

Instrucciones:

- En un tazón grande, mezcla la harina integral con la levadura de cerveza seca y la sal. Agrega el aceite de oliva y el agua tibia gradualmente, amasando hasta obtener una masa homogénea y suave. Cubre el tazón con un paño limpio y deja que la masa fermente en un lugar cálido durante aproximadamente 1 hora, o hasta que duplique su volumen.
- Una vez que la masa haya fermentado, precalienta el horno a 220°C.
- Divide la masa en dos partes y extiende cada mitad sobre una bandeja para pizza forrada con papel de hornear, formando dos bases delgadas.
- Distribuye uniformemente el puré de tomate sobre la superficie de las bases, dejando un borde libre alrededor de los bordes.
- Corta la mozzarella de búfala en rodajas y distribúyela sobre el puré de tomate.
- Corta las verduras elegidas en rodajas finas y distribúyelas sobre la pizza de manera uniforme.
- Condimenta las pizzas con un poco de sal, pimienta y orégano seco, luego termina con un chorrito de aceite de oliva virgen extra.
- Hornea las pizzas en el horno precalentado durante unos 15-20 minutos, o hasta que la base esté dorada y crujiente y el queso esté derretido y ligeramente dorado.
- Una vez listas, retira las pizzas del horno, córtalas en rodajas y sírvelas calientes.

Esta pizza integral con verduras es una deliciosa opción para una cena antiinflamatoria y te permite disfrutar del sabor de la pizza sin comprometer tu salud.

RECETA CENA #13 - Risotto integral con Setas mixtas y perejil.

Ingredientes:

- 300 g de arroz integral
- 200 g de setas mixtas (porcino, champiñones, shiitake, etc.), limpias y cortadas en rodajas
- 1 cebolla mediana, finamente picada
- 2 dientes de ajo, finamente picados
- 1 litro de caldo de verduras
- 60 ml de vino blanco seco
- 2 cucharadas de aceite de oliva
- 30 g de mantequilla (o aceite de oliva virgen extra)
- 30 g de queso parmesano rallado (opcional)
- Perejil fresco picado, al gusto
- Sal y pimienta negra molida, al gusto

Instrucciones:

- En una sartén grande, calienta una cucharada de aceite de oliva a fuego medio-alto.
- Agrega los ajos y la cebolla picados y sofríe hasta que estén translúcidos.
- Añade las setas cortadas y cocínalas hasta que estén doradas y hayan soltado sus jugos. Retira de la sartén y reserva.
- En una olla grande, calienta otra cucharada de aceite de oliva.
- Agrega el arroz integral y tuéstalo ligeramente durante un par de minutos, revolviendo constantemente.
- Añade el vino blanco y deja que se evapore el alcohol.
- Agrega un cucharón de caldo caliente al arroz, revolviendo de vez en cuando y añadiendo más caldo a medida que el arroz absorbe el líquido. Continúa hasta que el arroz esté al dente, aproximadamente 40-45 minutos.
- Cuando el arroz esté casi cocido, agrega las setas salteadas reservadas al risotto y mezcla bien.
- Añade la mantequilla (o aceite de oliva virgen extra) y el queso parmesano rallado (si lo deseas) y mezcla hasta que la mantequilla se haya derretido y el queso se haya incorporado.
- Ajusta la sal y la pimienta al gusto.

- Retira del fuego y añade abundante perejil fresco picado.
- Cubre el risotto y deja reposar durante unos minutos antes de servir.

RECETA CENA #14 - Flan de verduras al horno con espinacas, calabacines, tomates Cherry y mozzarella.

Ingredientes:

- 200 g de espinacas frescas
- 2 calabacines medianos, cortados en cubitos
- 200 g de tomates Cherry, cortados por la mitad
- 200 g de mozzarella, cortada en cubitos
- 4 huevos
- 200 ml de leche de almendras (o cualquier otra leche vegetal)
- 50 g de queso parmesano rallado
- 2 cucharadas de harina integral
- 1 diente de ajo, picado finamente
- Aceite de oliva virgen extra
- Sal y pimienta negra molida al gusto

Instrucciones:

- En una sartén, calienta un poco de aceite de oliva virgen extra y añade el ajo picado.
- Agrega las espinacas frescas y cocina hasta que se marchiten. Escurre cualquier líquido que suelten las espinacas y resérvalas.
- En la misma sartén, añade un poco más de aceite y saltea los cubitos de calabacín hasta que estén tiernos, pero aún crujientes. Agrega los tomates Cherry cortados por la mitad y cocina por otros 2-3 minutos. Retira del fuego y deja que se enfríen ligeramente.
- En un tazón grande, bate los huevos y añade la leche de almendras. Mezcla bien.

- Agrega el queso parmesano rallado y la harina integral y mezcla hasta obtener una mezcla homogénea.

- Añade las espinacas, los calabacines y los tomates salteados a la mezcla de huevos y mezcla suavemente.

- Ajusta la sal y la pimienta al gusto.

- Unta un molde para horno con un poco de aceite de oliva y vierte la mezcla de verduras.

- Distribuye uniformemente los cubitos de mozzarella sobre la superficie.

- Hornea en un horno precalentado a 180°C durante unos 25-30 minutos, o hasta que el flan esté dorado en la superficie y cocido en el centro.

- Una vez cocido, deja reposar durante unos minutos antes de servir.

- Corta el flan en rodajas y sírvelo caliente.

❦ Sugerencias para comidas rápidas y preparación avanzada

Cuando te acercas a una nueva dieta, especialmente una rica en variedad como la que te proponemos antiinflamatoria puede parecer inicialmente un poco abrumador encontrar tiempo para preparar las comidas. Sin embargo, con la planificación y organización adecuadas, puedes simplificar considerablemente el proceso y hacer que la transición a esta nueva alimentación sea más fluida y manejable.

Aquí tienes algunos consejos prácticos para comidas rápidas y preparación avanzada:

- **Planificar las comidas semanales**: Dedica tiempo una vez a la semana para planificar las comidas de los días siguientes. Elige algunos platos base que te gusten y que sean fáciles de preparar, como ensaladas, sopas o platos únicos, y planea alternarlos durante la semana.

- **Preparar los ingredientes con anticipación**: Dedica tiempo durante el fin de semana o cuando tengas algo de tiempo libre para cortar, lavar y preparar los ingredientes clave que utilizarás durante la semana. Por ejemplo, puedes lavar y cortar las verduras, cocinar la quinoa o la avena, o marinar el pollo con anticipación.

- **Utilizar ollas a presión o ollas de cocción lenta**: Los electrodomésticos como las ollas a presión o las ollas de cocción lenta pueden ser extremadamente útiles para preparar comidas en poco tiempo. Puedes cocinar grandes cantidades de comida de una vez y guardarlas para las comidas siguientes.

- **Cocinar en grandes cantidades**: Cuando cocines, siempre prepara porciones extra que puedas guardar para las comidas siguientes o congelar para un uso futuro. Por ejemplo, si cocinas una olla de sopa, duplica las cantidades y congela la mitad para una comida rápida que descongelar en un día ocupado.

- **Aprovechar las sobras**: ¡No subestimes el poder de las sobras! Reutiliza las sobras de las comidas anteriores para crear nuevos platos. Por ejemplo, puedes convertir el pollo asado en una deliciosa ensalada para el almuerzo o utilizar las verduras sobrantes para rellenar un wrap o una tortilla.

- **Crear una lista de compras organizada**: Antes de ir al supermercado, crea una lista de compras detallada basada en las comidas que has planeado. De esta manera, reducirás al mínimo los desperdicios y te asegurarás de tener todo lo necesario para preparar tus comidas.

- **Mantener la despensa y el refrigerador bien organizados**: Mantener tu despensa y refrigerador bien organizados te permitirá encontrar los ingredientes más fácilmente y reducirá el tiempo necesario para preparar las comidas. Etiqueta los frascos y contenedores y guarda los ingredientes similares juntos.

- **Experimentar con recetas simples y adaptables**: No es necesario preparar platos complicados todos los días. Experimenta con recetas simples y adaptables que requieran pocos ingredientes y poco tiempo de preparación. Por ejemplo, una ensalada mixta con proteínas magras y un aderezo casero puede ser una comida rápida y nutritiva.

Con estos consejos, preparar comidas rápidas y saludables será más fácil y menos estresante. Recuerda que es importante ser flexible y adaptar tu rutina según tus necesidades y tu estilo de vida. Con un poco de planificación y organización, seguir una dieta antiinflamatoria puede ser una experiencia gratificante y sostenible.

RESUMEN DEL CAPÍTULO 5

En el quinto capítulo de este libro, nos sumergimos en el mundo de las recetas antiinflamatorias, explorando una variedad de platos deliciosos diseñados para reducir la inflamación en el cuerpo y promover el bienestar general.

<u>Aquí están los puntos clave del capítulo</u>:

- Exploración de sabores y nutrientes antiinflamatorios.
- Recetas sabrosas, fáciles de preparar y adecuadas para todos los niveles de habilidad culinaria.
- Amplia gama de opciones para desayunos, almuerzos, cenas y meriendas, garantizando una dieta variada, equilibrada y rica en nutrientes.
- Sugerencias prácticas para la preparación rápida de comidas y la planificación avanzada, facilitando la adopción de una alimentación antiinflamatoria incluso en días ocupados.

REFLEXIÓN Y MANTRA

"Explorar nuevas recetas antiinflamatorias es una oportunidad para nutrir tanto el cuerpo como el espíritu".

Cada plato que preparamos no solo nos brinda placer gastronómico, sino que también contribuye a nuestra salud y bienestar general.

DESAFÍO...

¿Cómo puedes incorporar estas recetas antiinflamatorias en tu rutina diaria? ¿Qué consejos prácticos te parecen más útiles para simplificar la preparación de comidas saludables? Señala con un post-it (o imprime si estás leyendo la versión digital de este libro) las recetas que te resulten más fáciles y atractivas para poder integrarlas más fácilmente en tu nueva rutina de alimentación.

CAPITULO 6

Consejos personalizados para diferentes condiciones de salud relacionadas con la inflamación

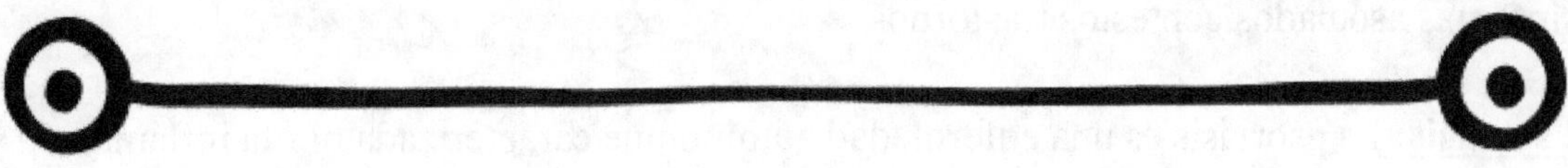

Adoptar esta dieta para manejar condiciones específicas relacionadas con la inflamación puede marcar la diferencia en el manejo de los síntomas y en la mejora de la calidad de vida. Sin embargo, es importante tener en cuenta que cada individuo es único y puede responder de manera diferente a los alimentos. Por lo tanto, es esencial adoptar un enfoque personalizado y experimentar con diferentes opciones alimenticias para encontrar lo que funcione mejor para cada uno.

Además, siempre se recomienda consultar con su médico de confianza antes de realizar cambios significativos en su dieta, especialmente si está gestionando condiciones de salud específicas.

◉ Visión General de las Condiciones de Salud Relacionadas con la Inflamación

Existen numerosas condiciones de salud relacionadas con la inflamación que pueden beneficiarse de una dieta antiinflamatoria. Algunas de estas incluyen:

Artritis: La artritis es una inflamación de las articulaciones que puede causar dolor, hinchazón y rigidez. Una dieta antiinflamatoria rica en antioxidantes y ácidos grasos omega-3 puede ayudar a reducir la inflamación y mejorar los síntomas de la artritis.

Enfermedades Cardíacas: Las enfermedades cardíacas a menudo están asociadas con la inflamación de las arterias. Reducir la inflamación a través de una dieta antiinflamatoria puede contribuir a mejorar la salud del corazón y reducir el riesgo de enfermedades cardíacas.

<u>Problemas Digestivos</u>: Condiciones como el síndrome del intestino irritable (IBS) o la enfermedad inflamatoria intestinal (IBD) se caracterizan por la inflamación en el sistema digestivo. Una dieta antiinflamatoria puede ayudar a reducir la inflamación y aliviar los síntomas asociados con estos trastornos.

<u>Psoriasis</u>: La psoriasis es una enfermedad autoinmune caracterizada por la inflamación y la sobreproducción de células de la piel, que causa la aparición de manchas rojas y escamosas en la piel. Una dieta antiinflamatoria puede contribuir a reducir la inflamación y mejorar los síntomas de la psoriasis.

<u>Asma</u>: El asma es una condición crónica de las vías respiratorias caracterizada por la inflamación y estrechamiento de las vías respiratorias, que puede causar dificultad para respirar y sibilancias. Una dieta antiinflamatoria puede ayudar a reducir la inflamación en los pulmones y mejorar el control de los síntomas del asma.

<u>Enfermedades Autoinmunes</u>: Las enfermedades autoinmunes, como el lupus eritematoso sistémico (LES) y la esclerosis múltiple (EM), se caracterizan por una inflamación y activación errónea del sistema inmunológico que ataca los tejidos sanos del cuerpo. Una dieta antiinflamatoria puede ayudar a reducir la inflamación y mejorar los síntomas de estas condiciones.

<u>Obesidad</u>: La obesidad está asociada con una inflamación crónica de bajo grado en el cuerpo, que puede contribuir al desarrollo de muchas enfermedades crónicas, incluyendo diabetes, enfermedades cardíacas y cáncer. Una dieta antiinflamatoria puede ayudar a reducir la inflamación y promover la pérdida de peso en personas obesas.

Este capítulo está dedicado a ofrecer consejos específicos y consideraciones particulares para aquellos que están comenzando una dieta antiinflamatoria para mejorar una condición de salud relacionada con enfermedades inflamatorias. Seguir una dieta adecuada puede ser un paso significativo hacia el control de los síntomas y la mejora del bienestar general. ¡Exploraremos juntos estrategias nutricionales y útiles consejos para promover tu camino hacia una mejor salud y calidad de vida!

◉ Recomendaciones para personas con artritis

Si padeces de artritis y estás comenzando una dieta antiinflamatoria, hay algunos puntos clave que debes tener en cuenta para maximizar los beneficios y mejorar la gestión de los síntomas.

<u>Platos especialmente beneficiosos para personas con artritis</u>

Algunos platos que incluyen ingredientes como la cúrcuma, pescado graso, frutas y verduras ricas en antioxidantes pueden ser especialmente beneficiosos para ti. Estos alimentos pueden ayudar a reducir la inflamación y mejorar la salud de tus articulaciones.

<u>Elementos que evitar</u>

Aunque todos los platos sugeridos en este libro están diseñados para ser antiinflamatorios, podría ser recomendable para ti evitar alimentos como el gluten, lácteos y alimentos con alto contenido de azúcar, ya que podrían contribuir a la inflamación y empeorar tus síntomas.

Beneficios esperados

Siguiendo esta dieta, es posible que notes una reducción en los síntomas inflamatorios, como dolor y rigidez en las articulaciones. Además, podrías experimentar una mejora en la movilidad articular y un aumento de la energía, gracias a los efectos positivos de los alimentos antiinflamatorios en tu salud en general.

Si no estás siguiendo la dieta antiinflamatoria, pero aun así quieres cuidar tu alimentación para mejorar tu condición, aquí tienes algunos consejos específicos para ti:

- **Prioriza los alimentos antiinflamatorios:** Enfócate en alimentos como frutos del bosque, pescado graso, verduras de hoja verde oscuro y frutos secos. Estos alimentos son ricos en antioxidantes y ácidos grasos omega-3 que pueden ayudar a reducir la inflamación articular, aliviando así tus síntomas.

- **Limita los alimentos proinflamatorios:** Evita alimentos que puedan aumentar la inflamación, como azúcares añadidos, grasas saturadas y grasas trans presentes en alimentos fritos y procesados. Reducir el consumo de estos alimentos puede contribuir a controlar la inflamación y mejorar tu salud articular.

- **Suplementos de cúrcuma y omega-3:** Considera tomar suplementos de cúrcuma y omega-3. Estudios científicos han demostrado que estos suplementos pueden reducir la inflamación y aliviar los síntomas de la artritis, brindándote un apoyo adicional en el manejo de tu condición.

- **Mantén un adecuado nivel de hidratación:** Asegúrate de beber suficiente agua durante el día. El agua puede ayudar a mantener las articulaciones lubricadas y reducir la inflamación, brindando alivio adicional a tus síntomas.

- **Escucha a tu cuerpo:** Lleva un diario alimentario para monitorear cualquier reacción adversa a ciertos alimentos y presta atención a cómo reacciona tu cuerpo a diferentes alimentos. Cada individuo es único, así que adapta tu dieta según tus necesidades y respuestas personales.

- **Practica actividad física ligera o moderada**, como yoga o natación, para mejorar la flexibilidad y la fuerza muscular sin sobrecargar excesivamente las articulaciones.

- **Utiliza técnicas de manejo del estrés**, como la meditación o la respiración profunda, para reducir el impacto del estrés en tus síntomas.

Siempre consulta a un profesional de la salud antes de realizar cambios significativos en tu dieta o estilo de vida, para garantizar que sean seguros y apropiados para tus necesidades individuales.

◉ Recomendaciones para personas con enfermedades cardíacas

Si tienes una enfermedad cardíaca y estás comenzando una dieta antiinflamatoria, hay algunos puntos clave que debes tener en cuenta para maximizar los beneficios y mejorar la gestión de tu condición cardíaca.

<u>Platos particularmente beneficiosos para personas con enfermedades cardíacas</u>

Algunos platos que incluyen ingredientes como pescado graso, frutas y verduras ricas en antioxidantes, y cereales integrales pueden ser particularmente beneficiosos para ti. Estos alimentos pueden ayudar a reducir la inflamación y mejorar la salud del corazón, disminuyendo el riesgo de complicaciones relacionadas con la enfermedad cardíaca.

<u>Elementos a evitar</u>

Aunque todos los platos sugeridos en este libro están diseñados para ser antiinflamatorios, puede ser recomendable para ti evitar alimentos con alto contenido de sodio, grasas saturadas y trans, y azúcares añadidos. Estos alimentos pueden contribuir a la inflamación y aumentar el riesgo de problemas cardíacos.

Beneficios Esperados

Siguiendo esta dieta, es posible que notes una reducción en los factores de riesgo cardiovascular, como la presión arterial y el colesterol. Además, es posible que experimentes una mejora en la salud del corazón y una mayor energía, gracias a los efectos positivos de los alimentos antiinflamatorios en tu salud en general.

<u>Consejos Adicionales</u>

Si no estás siguiendo una dieta antiinflamatoria, pero aun así deseas mejorar tu dieta para tu condición cardíaca, aquí tienes algunos consejos específicos para ti:

- **Prioriza los alimentos saludables para el corazón**: Concéntrate en alimentos como pescado, frutas, verduras, cereales integrales y grasas saludables como las presentes en los aceites vegetales, nueces y aguacates.
- **Limita el sodio**: Reduce el consumo de alimentos con alto contenido de sodio, como alimentos procesados, comida rápida y bocadillos salados.
- **Mantén un peso saludable**: Mantener un peso corporal saludable puede reducir la carga sobre tu corazón y mejorar tu salud en general.
- **Realiza ejercicio regularmente**: Realiza ejercicio aeróbico y de resistencia regularmente, como caminar, nadar o jardinear, para mejorar la salud del corazón y tu estado físico en general.
- **Gestión del estrés**: Encuentra formas de manejar el estrés, como la meditación, el yoga o la respiración profunda, ya que el estrés puede tener un impacto negativo en la salud del corazón.

Siguiendo estos consejos y adaptando tu dieta y estilo de vida a tus necesidades individuales, puedes contribuir a mejorar tu salud cardíaca y reducir el riesgo de complicaciones relacionadas con enfermedades cardíacas. Siempre consulta a un profesional de la salud antes de realizar cambios significativos en tu dieta o estilo de vida.

◉ Recomendaciones para personas con problemas digestivos

Si sufres de problemas digestivos y estás comenzando esta dieta, hay algunos puntos clave que debes tener en cuenta para maximizar los beneficios y mejorar la gestión de tus síntomas gastrointestinales.

Platos especialmente beneficiosos para personas con problemas digestivos

Algunos platos que incluyen ingredientes como alimentos ricos en fibra soluble, probióticos y alimentos fácilmente digeribles pueden ser especialmente beneficiosos para ti. Estos alimentos pueden ayudar a mejorar la salud del sistema digestivo, reducir la inflamación y aliviar los síntomas gastrointestinales.

Elementos a evitar

Aunque todos los platos en el programa de 14 días están diseñados para ser digeribles y no irritantes para el tracto digestivo, podría ser recomendable para ti evitar alimentos conocidos por causar problemas digestivos como lácteos con alto contenido de lactosa, alimentos picantes, fritos y con alto contenido de grasas.

Beneficios esperados

Siguiendo esta dieta, podrías notar una reducción de los síntomas gastrointestinales como hinchazón, gases, calambres abdominales y acidez estomacal. Además, podrías experimentar una mayor regularidad intestinal y una reducción de la inflamación en el tracto digestivo.

Consejos Adicionales

- Si no estás siguiendo la dieta antiinflamatoria, pero aún así quieres mejorar tu dieta para tus problemas digestivos, aquí tienes algunos consejos específicos para ti:

- **Mastica lentamente y come de manera consciente**: Asegúrate de comer lentamente, masticando bien cada bocado y evitando comer demasiado rápido, lo que puede causar gases e hinchazón.

- **Bebe suficiente agua**: Mantén un adecuado nivel de hidratación bebiendo suficiente agua durante el día, lo que puede ayudar a prevenir el estreñimiento y promover la regularidad intestinal.

- **Presta atención a los alimentos que te causan malestar**: Lleva un registro de alimentos para identificar los que podrían causar problemas digestivos y trata de limitarlos o evitarlos en tu dieta.

- **Añade fibra gradualmente a tu dieta**: Si estás aumentando la ingesta de fibra, hazlo de forma gradual para permitir que tu cuerpo se adapte y reducir el riesgo de gases e hinchazón.

- **Haz ejercicio físico regularmente**: El ejercicio físico regular puede ayudar a mejorar la motilidad intestinal y reducir los síntomas gastrointestinales. Elige actividades de bajo impacto como caminar, hacer yoga o nadar.

Siguiendo estos consejos y adaptando tu dieta y estilo de vida según tus necesidades individuales, puedes contribuir a mejorar tu salud digestiva y reducir los síntomas de tus problemas digestivos. Siempre consulta a un profesional de la salud antes de realizar cambios significativos en tu dieta o estilo de vida.

◉ Recomendaciones para personas con Psoriasis

Si tienes psoriasis y estás comenzando esta dieta, hay algunos puntos clave que debes tener en cuenta para maximizar los beneficios y mejorar el manejo de tus síntomas cutáneos.

Platos Particularmente Beneficiosos para Personas con Psoriasis

Algunos platos que incluyen ingredientes como pescado graso, alimentos ricos en vitamina D, frutas y verduras de colores vivos pueden ser especialmente beneficiosos para ti. Estos alimentos pueden ayudar a reducir la inflamación y mejorar la salud de tu piel.

Elementos a Evitar

Aunque todos los platos sugeridos en este libro están diseñados para ser antiinflamatorios, podría ser recomendable para ti evitar alimentos conocidos por desencadenar reacciones inflamatorias en la psoriasis, como el gluten, los lácteos, los alimentos con alto contenido de azúcar y los alimentos fritos.

◉ Recomendaciones para Personas con Asma

Si tienes asma y estás comenzando esta dieta, hay algunos puntos clave que debes tener en cuenta para maximizar los beneficios y mejorar el manejo de tus síntomas respiratorios.

Platos Particularmente Beneficiosos para Personas con Asma

Algunos platos que incluyen ingredientes como frutas y verduras ricas en antioxidantes, pescado graso y alimentos ricos en vitamina D pueden ser especialmente beneficiosos para ti. Estos alimentos pueden ayudar a reducir la inflamación de las vías respiratorias y mejorar tu salud pulmonar.

Elementos a Evitar

Aunque todos los platos sugeridos en este libro están diseñados para ser antiinflamatorios, podría ser recomendable para ti evitar alimentos conocidos por desencadenar reacciones alérgicas o inflamatorias que puedan empeorar los síntomas del asma, como los lácteos, el gluten y los alimentos con alto contenido de azúcar.

Beneficios esperados

Siguiendo esta dieta, es posible que notes una reducción en la frecuencia y gravedad de los ataques de asma, una mejora en la función pulmonar y una mayor resistencia a las infecciones. Además, podrías experimentar más energía y una mejor calidad del sueño gracias a los efectos positivos de los alimentos antiinflamatorios en tu salud general.

<u>Consejos Adicionales</u>

Si no estás siguiendo la dieta antiinflamatoria, pero aun así quieres mejorar tu dieta para tu condición de asma, aquí tienes algunos consejos específicos para ti:

- **Evita los alérgenos conocidos**: Reduce la exposición a los alérgenos conocidos que pueden desencadenar ataques de asma, como el pelo de animales, el polen y el moho.
- **Mantén un peso corporal saludable**: Mantener un peso corporal saludable puede reducir el riesgo de síntomas asmáticos y mejorar tu función pulmonar.
- **Evita la exposición al humo del tabaco**: Evita el humo del tabaco y la exposición al humo pasivo, ya que pueden empeorar los síntomas del asma y aumentar el riesgo de complicaciones respiratorias.
- **Sigue el plan de manejo del asma**: Sigue el plan de manejo del asma prescrito por tu médico, que puede incluir el uso regular de medicamentos de control a largo plazo y el uso de un inhalador de rescate en caso de emergencia.
- **Realiza actividad física regular**: Mantén un programa regular de actividad física moderada, como caminar, nadar o hacer yoga, para mejorar tu resistencia cardiovascular y tu función pulmonar.

Siguiendo estos consejos y adaptando tu dieta y estilo de vida según tus necesidades individuales, puedes contribuir a mejorar la gestión de tu asma y reducir los síntomas asociados. Siempre consulta a un profesional de la salud antes de realizar cambios significativos en tu dieta o estilo de vida.

◎ Recomendaciones para personas con enfermedades Autoinmunes

Si tienes una enfermedad autoinmune y estás comenzando esta dieta, hay algunos puntos clave para tener en cuenta para maximizar los beneficios y mejorar el manejo de tus síntomas.

<u>Platos Particularmente Beneficiosos para Personas con Enfermedades Autoinmunes</u>

Algunos platos que incluyen ingredientes como frutas y verduras ricas en antioxidantes, pescado graso, alimentos probióticos y raíces como la cúrcuma pueden ser particularmente beneficiosos para ti. Estos alimentos pueden ayudar a reducir la inflamación en el cuerpo y apoyar el sistema inmunológico.

<u>Elementos a Evitar</u>

Aunque todos los platos en el programa de 14 días están diseñados para ser antiinflamatorios, puede ser recomendable para ti evitar alimentos conocidos por desencadenar reacciones inflamatorias o empeorar los síntomas de las enfermedades autoinmunes, como el gluten, los lácteos, los azúcares refinados y los alimentos procesados.

Beneficios Esperados

Al seguir esta dieta, es posible que notes una reducción en los síntomas inflamatorios generales, un aumento en la energía y una mejor calidad del sueño. Además, podrías experimentar una mejora en la salud digestiva y una disminución en las fluctuaciones de los síntomas asociados con tu enfermedad autoinmune.

<u>Consejos Adicionales</u>

Si no estás siguiendo la dieta antiinflamatoria, pero aún así deseas mejorar tu dieta para tu condición de enfermedad autoinmune, aquí tienes algunos consejos específicos para ti:

- **Mantén un estilo de vida equilibrado**: Gestiona el estrés, duerme lo suficiente y realiza actividad física regular para apoyar tu salud general y el bienestar del sistema inmunológico.

- **Reduce la exposición a sustancias tóxicas**: Evita la exposición a productos químicos nocivos presentes en productos para el hogar, productos de belleza y entornos contaminados, los cuales pueden aumentar la inflamación en el cuerpo.

- **Monitorea tu condición**: Lleva un registro de los síntomas para observar las fluctuaciones y así identificar posibles desencadenantes alimentarios o ambientales que puedan afectar tu condición.

- **Sé paciente y constante**: Recuerda que los cambios en la dieta y el estilo de vida pueden llevar tiempo para mostrar efectos significativos en tu salud. Sé constante en seguir una dieta saludable y un estilo de vida equilibrado para maximizar los beneficios a largo plazo.

- **Colabora con tu equipo médico**: Trabaja estrechamente con tu médico y otros profesionales de la salud para desarrollar un plan de tratamiento completo y personalizado para manejar tu enfermedad autoinmune de manera efectiva.

Siguiendo estos consejos y adaptando tu dieta y estilo de vida según tus necesidades individuales, puedes contribuir a mejorar el manejo de tu enfermedad autoinmune y a reducir los síntomas asociados. Siempre consulta a un profesional de la salud antes de realizar cambios significativos en tu dieta o estilo de vida.

◉ Recomendaciones para personas con Obesidad

Si estás comenzando esta dieta para manejar la obesidad, hay algunos puntos clave a considerar para maximizar los beneficios y promover una pérdida de peso saludable y sostenible.

<u>Platos Particularmente Beneficiosos para Personas con Obesidad</u>

Durante este programa, algunos platos que incluyen ingredientes ricos en fibra, proteínas magras y grasas saludables pueden ser especialmente útiles para ti. Estos alimentos pueden ayudar a aumentar la sensación de saciedad, mejorar el metabolismo y promover la pérdida de peso.

<u>Elementos a Evitar</u>

Evita alimentos con alto contenido calórico, ricos en azúcares añadidos, grasas saturadas y carbohidratos refinados, que pueden contribuir al sobrepeso y acumulación de grasa corporal. En su lugar, elige opciones más nutritivas y con menos calorías para alcanzar tus objetivos de pérdida de peso.

Beneficios esperados

Siguiendo esta dieta y adoptando un estilo de vida saludable a largo plazo, puedes esperar una reducción en el peso corporal, una disminución en la grasa corporal y una mejora general en el bienestar. Además, podrías notar una mayor energía y una mejor gestión del apetito y los antojos alimenticios.

Consejos Adicionales

Si deseas maximizar los resultados de tu dieta y promover una pérdida de peso saludable a largo plazo, aquí tienes algunos consejos adicionales:

- **Ejercicio regular**: Combina la dieta con un programa de ejercicio regular que incluya actividades cardiovasculares, entrenamiento de resistencia y ejercicios de flexibilidad para quemar calorías, aumentar el metabolismo y tonificar los músculos.
- **Monitoreo de la ingesta calórica**: Lleva un registro de tu ingesta calórica diaria y asegúrate de consumir menos calorías de las que quemas para promover una pérdida de peso constante y sostenible con el tiempo.
- **Hidratación adecuada**: Bebe suficiente agua durante el día para mantener el cuerpo hidratado, apoyar el metabolismo y reducir el apetito.
- **Manejo del estrés**: Utiliza técnicas de manejo del estrés como la meditación, el yoga o la respiración profunda para reducir el estrés y la ansiedad, que pueden contribuir al aumento de peso y a hábitos alimenticios poco saludables.
- **Sueño de calidad:** Asegúrate de dormir lo suficiente cada noche, ya que el sueño insuficiente puede afectar negativamente tu metabolismo, aumentar el apetito y favorecer la acumulación de grasa corporal.

Siguiendo estos consejos y adoptando un estilo de vida saludable a largo plazo, puedes mejorar la gestión de tu peso y promover una salud óptima. Siempre consulta a un profesional de la salud antes de realizar cambios significativos en tu dieta o estilo de vida.

◉ CONCLUSION

En este capítulo, hemos explorado las adaptaciones de la dieta antiinflamatoria en relación con su efecto sobre una serie de condiciones médicas comunes. Proporcionamos consejos personalizados y consideraciones específicas para personas afectadas por artritis, problemas digestivos, psoriasis, asma, enfermedades autoinmunes, obesidad y otras enfermedades cardíacas.

A través de una combinación de platos específicos, elementos a evitar y beneficios esperados, hemos ilustrado cómo esta dieta puede ser ajustada para ayudar a manejar los síntomas, mejorar la salud general y promover el bienestar en personas con diversas condiciones médicas.

Además, proporcionamos consejos adicionales para optimizar los resultados de la dieta, incluidas sugerencias sobre actividad física, manejo del estrés, sueño y más.

Es importante destacar que, antes de realizar cambios significativos en su dieta o estilo de vida, siempre es recomendable consultar a un profesional de la salud para asegurarse de que los cambios sean seguros, apropiados y adecuados a las necesidades individuales.

Con una planificación adecuada, compromiso y orientación profesional, la dieta antiinflamatoria puede ser una herramienta eficaz en el manejo de enfermedades inflamatorias y en la promoción de la salud y el bienestar general.

RESUMEN DEL CAPÍTULO 6

En el capítulo 6, exploramos consejos personalizados para abordar diversas condiciones de salud relacionadas con la inflamación a través de una dieta antiinflamatoria. Cada condición presenta sus propios desafíos y necesidades específicas, y es crucial adoptar un enfoque adaptado a cada individuo para optimizar los resultados y mejorar la calidad de vida.

<u>Hemos abordado</u>:

- Recomendaciones para personas con artritis.
- Recomendaciones para personas con enfermedades cardíacas.
- Recomendaciones para personas con problemas digestivos.
- Recomendaciones para personas con psoriasis.
- Recomendaciones para personas con asma.
- Recomendaciones para personas con enfermedades autoinmunes.
- Recomendaciones para personas con obesidad.

REFLEXIÓN Y MANTRA

" Mi salud es mi prioridad. Con compromiso y orientación profesional, puedo aprovechar los beneficios de una dieta antiinflamatoria para mejorar mi bienestar y calidad de vida".

Reconozco la importancia de adoptar una dieta antiinflamatoria personalizada para gestionar mis condiciones de salud específicas. Entiendo que cada individuo responde de manera única a los alimentos y que es esencial consultar con un profesional de la salud antes de realizar cambios importantes en mi dieta.

DESAFÍO...

Identifica una condición de salud relacionada con la inflamación que afecte tu vida y consulta con un profesional de la salud para obtener orientación sobre cómo adaptar tu dieta y estilo de vida para gestionar mejor esa condición. Lleva un registro de tus progresos y está abierto/a a realizar ajustes según sea necesario para optimizar tu salud y bienestar.

Si tienes la fortuna de no identificarte con ninguna condición de salud relacionada con la inflamación, ayuda con los aprendizajes de este capítulo a algún familiar o amigo que podría beneficiarse.

*

CAPITULO 7

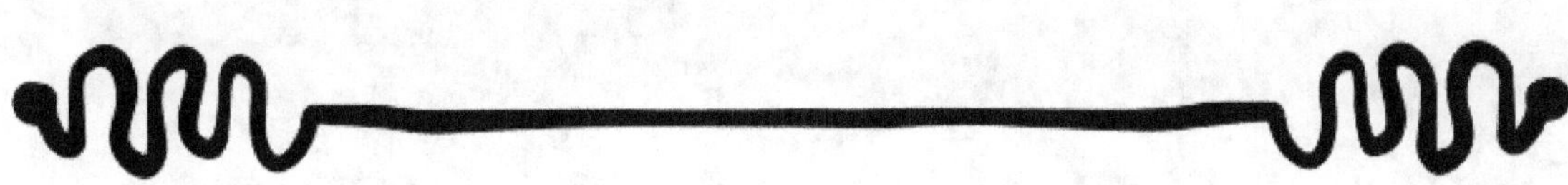

Superar los desafíos comunes

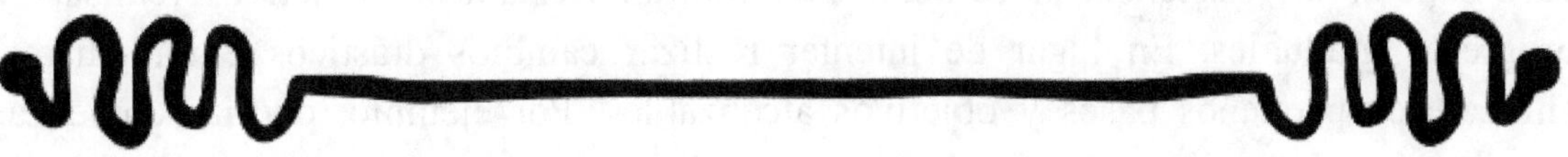

Soluciones a problemas comunes como la resistencia al cambio

Cuando se trata de realizar cambios significativos en la dieta y el estilo de vida, es común enfrentarse a cierta resistencia inicial. Esta resistencia puede surgir por una variedad de factores, como hábitos alimentarios arraigados, miedo a lo desconocido, creencias limitantes y ansiedad por el cambio. Sin embargo, superar esta resistencia es esencial para avanzar hacia una vida más saludable y libre de inflamación. En esta sección, exploraremos algunos enfoques psicológicos y motivacionales para abordar y superar la resistencia al cambio.

- **Conciencia y aceptación:**

El primer paso para superar la resistencia al cambio es desarrollar conciencia y aceptación de nuestra situación actual. Esto implica reconocer los hábitos alimentarios dañinos y los patrones de comportamiento que podrían contribuir a la inflamación y la mala salud. Aceptar que el cambio es necesario para mejorar nuestra salud es fundamental para emprender con éxito el camino hacia una dieta antiinflamatoria.

- **Identificación de obstáculos:**

Una vez que hemos tomado conciencia de la necesidad de cambio, es útil identificar los obstáculos específicos que podrían obstaculizar el proceso de cambio. Estos obstáculos pueden ser tanto internos como externos e incluir hábitos alimentarios arraigados, influencias sociales negativas, creencias limitantes o miedos personales relacionados con el cambio.

- **Establecimiento de objetivos realistas y progresos graduales:**

Para superar la resistencia al cambio, es importante establecer objetivos realistas y progresos graduales. En lugar de intentar realizar cambios drásticos e inmediatos, enfócate en pequeños pasos y objetivos alcanzables. Por ejemplo, podrías comenzar introduciendo una comida antiinflamatoria al día y luego aumentar gradualmente la frecuencia y variedad de los platos.

- **Fortalecimiento de la motivación:**

La motivación juega un papel crucial en superar la resistencia al cambio. Encuentra fuentes de motivación personal que te inspiren y te impulsen hacia tus objetivos de salud. Estas fuentes pueden estar relacionadas con tu salud, el bienestar de tu familia, tu capacidad para realizar actividades diarias con facilidad o metas a largo plazo que desees alcanzar.

- **Apoyo social y comunitario:**

Buscar apoyo social y comunitario puede ser extremadamente útil para superar la resistencia al cambio. Compartir tus desafíos y logros con amigos, familiares o grupos de apoyo en línea puede brindarte aliento, inspiración y responsabilidad. También podrías considerar involucrar a un amigo o familiar en tu viaje hacia una dieta antiinflamatoria para tener un compañero de responsabilidad.

- **Práctica de la atención plena y gestión del estrés:**

La atención plena y la gestión del estrés pueden ayudar a reducir la ansiedad y la resistencia al cambio. Practica técnicas de respiración profunda, meditación, yoga u otras actividades que te ayuden a estar presente en el momento presente y a manejar el estrés de manera saludable y efectiva.

- **Flexibilidad y adaptabilidad:**

Finalmente, sé flexible y adaptable en tu enfoque del cambio. Acepta que habrá altibajos en el camino y esté dispuesto a modificar tus estrategias y objetivos según tus experiencias y necesidades individuales. La flexibilidad mental es esencial para superar los obstáculos y seguir avanzando hacia una vida más saludable y libre de inflamación.

∿ Gestionar las recaídas y los períodos de estrés:

Enfrentar momentos de debilidad o estrés que pueden llevar a recaídas en los antiguos patrones alimenticios es un desafío común durante el camino hacia una dieta antiinflamatoria. Sin embargo, es posible superar estas dificultades con una combinación de conciencia, estrategias prácticas y una actitud positiva. En esta sección, exploraremos algunos consejos prácticos sobre cómo manejar las recaídas y los períodos de estrés, permitiéndote retomar la dieta sin desanimarte.

- **Practica la compasión hacia ti mismo:**

Cuando experimentes una recaída en tu dieta antiinflamatoria, es importante practicar la compasión hacia ti mismo en lugar de castigarte. Acepta que las recaídas son parte del proceso de aprendizaje y que no significa que hayas fallado. Más bien, ve cada recaída como una oportunidad para aprender y crecer, y regresa gentilmente a tu dieta antiinflamatoria sin juicio ni autocrítica.

- **Identifica las causas de las recaídas:**

Analiza las causas que han llevado a la recaída en tu dieta antiinflamatoria. Estas causas podrían estar relacionadas con el estrés, situaciones sociales, emociones negativas o viejos hábitos alimenticios arraigados. Identificar estas causas te ayudará a comprender mejor tus patrones de comportamiento y a desarrollar estrategias efectivas para enfrentarlos en el futuro.

- **Planifica estrategias de gestión del estrés:**

Desarrolla estrategias de gestión del estrés que te ayuden a enfrentar los momentos difíciles sin recurrir a antiguos patrones alimenticios dañinos. Estas estrategias podrían incluir la práctica de técnicas de relajación como la meditación o la respiración profunda, ejercicio físico regular, tiempo al aire libre o actividades creativas que te ayuden a distraer la mente del estrés.

- **Crea un plan de acción:**

Prepara un plan de acción detallado sobre cómo enfrentar las recaídas en tu dieta antiinflamatoria. Este plan podría incluir pasos específicos a seguir cuando encuentres tentaciones alimenticias o momentos de debilidad, como tomar un descanso para reflexionar sobre tus elecciones alimenticias, buscar apoyo de un amigo o comprometerte en una actividad alternativa para distraer la mente.

- **Mantén un diario alimentario:**

Lleva un diario alimentario para monitorear tus hábitos alimenticios y tus reacciones emocionales a ellos. Esto te ayudará a identificar cualquier patrón de comportamiento o desencadenante emocional que pueda llevarte a recaídas en tu dieta antiinflamatoria. Utiliza esta información para adaptar tu plan de acción y desarrollar estrategias preventivas para el futuro.

- **Busca apoyo social:**

No dudes en buscar apoyo social cuando encuentres dificultades para mantener tu dieta antiinflamatoria. Habla con amigos, familiares o miembros de tu comunidad que puedan ofrecerte apoyo, ánimo y motivación durante los momentos difíciles. Compartir tus experiencias con otros puede hacerte sentir menos solo y más decidido a alcanzar tus objetivos de salud.

- **Retoma el control:**

Finalmente, recuerda que cada momento es una nueva oportunidad para retomar el control de tu dieta y tu bienestar. No dejes que una recaída temporal te desanime o te haga renunciar a tus objetivos. Sé amable contigo mismo, mantente enfocado en los progresos realizados y continúa avanzando con determinación y confianza en tu camino hacia una vida más saludable y libre de inflamación.

∿ Respuestas a preguntas frecuentes y mitos comunes sobre la dieta antiinflamatoria:

¿Es efectiva la dieta antiinflamatoria para todos?

La dieta antiinflamatoria puede ofrecer beneficios a muchas personas, especialmente a aquellas que sufren de condiciones inflamatorias crónicas como artritis, enfermedades cardíacas, psoriasis y otras enfermedades autoinmunes. Sin embargo, la efectividad de la dieta puede variar de persona a persona, y algunas pueden notar beneficios más evidentes que otras. Es importante consultar a un profesional de la salud antes de hacer cambios significativos en la dieta, especialmente si se tienen condiciones médicas preexistentes.

¿Qué alimentos están permitidos en la dieta antiinflamatoria?

La dieta antiinflamatoria se centra en el consumo de alimentos naturales, no procesados y ricos en nutrientes, como frutas, verduras, pescado, nueces, semillas y cereales integrales. Estos alimentos son conocidos por sus propiedades antiinflamatorias y antioxidantes, que pueden ayudar a reducir la inflamación en el cuerpo. Al mismo tiempo, es importante limitar o evitar alimentos conocidos por aumentar la inflamación, como azúcares añadidos, grasas saturadas y alimentos procesados.

¿Es difícil seguir la dieta antiinflamatoria?

La dieta antiinflamatoria puede requerir un cierto grado de adaptación y compromiso inicial, especialmente para aquellos que están acostumbrados a una alimentación diferente. Sin embargo, con una planificación adecuada, la búsqueda de recetas sabrosas y nutritivas y el apoyo social, muchas personas encuentran que es posible integrar con éxito la dieta antiinflamatoria en su rutina diaria.

¿Puedo seguir la dieta antiinflamatoria si necesito perder peso?

Sí, la dieta antiinflamatoria se puede adaptar para ayudar en la pérdida de peso. Centrándose en alimentos integrales, reduciendo la ingesta de azúcares añadidos y limitando el consumo de alimentos con alto contenido calórico, se puede crear un plan alimentario que promueva la pérdida de peso mientras proporciona nutrientes esenciales y apoya la reducción de la inflamación.

¿Es costosa de seguir la dieta antiinflamatoria?

La dieta antiinflamatoria se puede adaptar para adaptarse a diferentes presupuestos. Centrándose en alimentos básicos como frutas, verduras y cereales integrales, se puede seguir la dieta antiinflamatoria sin gastar una fortuna. Además, comprar alimentos de temporada, planificar las comidas y preparar comidas caseras pueden ayudar a reducir los costos totales de la dieta.

¿La dieta antiinflamatoria puede causar deficiencias nutricionales?

Si se planifica correctamente, la dieta antiinflamatoria puede ser nutricionalmente equilibrada y proporcionar todos los nutrientes esenciales necesarios para apoyar la salud y el bienestar. Sin embargo, es importante asegurarse de incluir una variedad de alimentos para garantizar un adecuado consumo de vitaminas, minerales y antioxidantes. Además, consultar a un profesional de la salud puede ayudar a identificar cualquier deficiencia y desarrollar estrategias para abordarla.

Consejos para mantener la dieta en situaciones sociales y durante los viajes:

Planificación previa: Antes de salir de vacaciones o participar en eventos sociales, tómate un tiempo para planificar las comidas y los refrigerios de manera que tengas opciones compatibles con tu dieta antiinflamatoria. Lleva contigo alimentos y snacks saludables que puedas consumir cuando no haya otras opciones disponibles.

Comunicación clara: Si estás asistiendo a un evento social o a una cena en casa de amigos o familiares, comunica tus necesidades dietéticas con anticipación. Explica cortésmente que estás siguiendo una dieta específica por razones de salud y pregunta si es posible tener opciones de menú que cumplan con tus necesidades.

Elección consciente en restaurantes: Cuando comas fuera, elige restaurantes que ofrezcan opciones saludables y flexibles. Revisa el menú con anticipación y busca platos que incluyan alimentos antiinflamatorios como verduras, pescado, frutas y cereales integrales. También esté dispuesto a hacer sustituciones o pedir modificaciones al plato para que se adapte mejor a tu dieta.

Practicidad durante los viajes: Durante los viajes, busca supermercados o tiendas de alimentos que ofrezcan una variedad de alimentos frescos y naturales. Compra frutas, verduras, nueces, semillas y otros alimentos antiinflamatorios que puedas llevar contigo durante el viaje para tener opciones saludables a mano.

Preparación de comidas portátiles: Prepara comidas y snacks portátiles para llevar contigo durante los viajes o durante el día. Puedes preparar ensaladas en frascos, batidos proteicos, snacks de verduras cortadas en bastones con hummus o guacamole, y otros alimentos que puedan ser fácilmente transportados y consumidos sobre la marcha.

Flexibilidad e indulgencia moderada: Recuerda que seguir una dieta antiinflamatoria no significa renunciar completamente a todos los placeres alimenticios. Permítete indulgencias moderadas de vez en cuando y experimenta con recetas creativas que satisfagan tus gustos personales sin comprometer los principios fundamentales de la dieta.

Con estas estrategias prácticas y una mentalidad flexible, es posible mantener la dieta antiinflamatoria incluso en situaciones sociales y durante los viajes, asegurando así el mantenimiento de los beneficios para la salud a largo plazo.

RESUMEN DEL CAPÍTULO 7

En el séptimo capítulo, se exploran los desafíos comunes que pueden surgir al intentar adoptar una dieta antiinflamatoria, así como estrategias prácticas para superarlos.

Además, se ofrecen respuestas a preguntas frecuentes y consejos para mantener la adherencia a la dieta en diversas situaciones.

<u>Temas principales abordados</u>:

- Estrategias para superar la resistencia al cambio.
- Manejo de recaídas y períodos de estrés.
- Respuestas a preguntas frecuentes y mitos comunes sobre la dieta antiinflamatoria.
- Consejos para mantener la dieta en situaciones sociales y durante los viajes.

REFLEXIÓN Y MANTRA

"Mi compromiso con una vida más saludable supera cualquier resistencia al cambio".

Con conciencia, aceptación y apoyo, puedo mantenerme firme en mi camino hacia una dieta antiinflamatoria para mejorar mi salud.

DESAFÍO

Identifica un hábito arraigado que obstaculice tu progreso hacia una dieta antiinflamatoria y desarrolla una estrategia para abordarlo. Comprométete a aplicar esta estrategia durante las próximas semanas y observa cómo influye en tu capacidad para mantener la dieta y mejorar tu salud.

CAPITULO 8

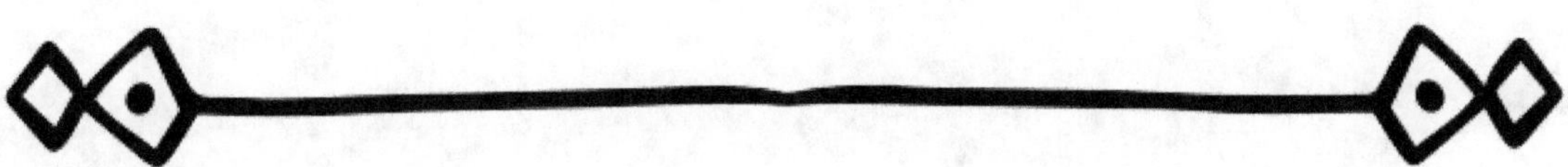

Mantener un estilo de vida antiinflamatorio a largo plazo

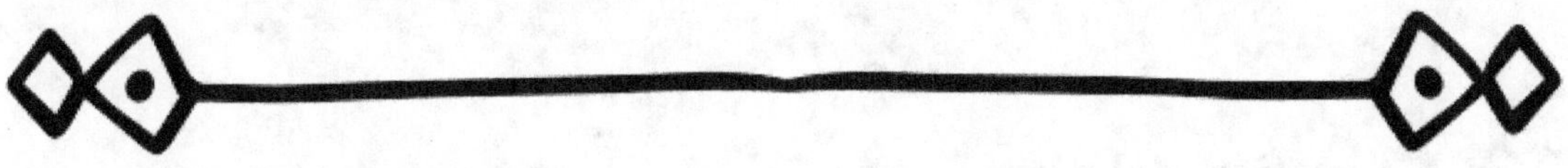

Mantener una dieta antiinflamatoria en el tiempo requiere un compromiso constante y una estrategia holística para integrarla en un estilo de vida saludable y sostenible. En este capítulo, exploraremos diversas estrategias prácticas para hacer que la dieta antiinflamatoria sea parte integral de tu día a día y asegurar resultados duraderos para la salud.

Estrategias para integrar la dieta a largo plazo

Para mantener tu dieta antiinflamatoria en el tiempo, es importante adoptar un enfoque flexible y sostenible.

- Planifica las comidas con anticipación, incluyendo una variedad de alimentos antiinflamatorios y experimentando con nuevas recetas para mantener el interés y la diversidad en tu alimentación.
- Asegúrate de tener siempre alimentos frescos y saludables disponibles, minimizando el consumo de alimentos procesados y envasados.

La actividad física y otros hábitos de vida saludable

El ejercicio físico regular es fundamental para mantener un estilo de vida antiinflamatorio.

- Encuentra una actividad que te guste y que sea adecuada para tu nivel de condición física, ya sea caminar, hacer yoga, nadar u cualquier otra forma de movimiento que te haga sentir bien.
- Integra la actividad física en tu rutina diaria, estableciendo objetivos realistas y manteniéndote constante en el tiempo.

◇◆◇ La gestión del estrés

La gestión del estrés es un componente esencial del estilo de vida antiinflamatorio.

- Practica técnicas de relajación como la meditación, la respiración profunda o el yoga para reducir el estrés y la inflamación en el cuerpo.
- Encuentra tiempo para dedicarte a ti mismo y relajarte, equilibrando las actividades físicas con momentos de descanso y regeneración.

◇◆◇ Enfoque holístico en la reducción de la inflamación

Además de la dieta y el ejercicio físico, hay otros factores que pueden influir en la inflamación en el cuerpo…

- Asegúrate de obtener horas de sueño suficientes y de calidad, ya que el sueño es crucial para la reparación y recuperación del cuerpo.
- Minimiza el consumo de sustancias irritantes como el tabaco y el alcohol, que pueden contribuir a la inflamación.
- Crea una rutina diaria que apoye el bienestar general, incluyendo momentos de relajación, actividad física y una dieta equilibrada.

Al integrar estas estrategias en tus rutinas, podrás mantener un estilo de vida antiinflamatorio a largo plazo, asegurando así una mejor salud y bienestar general. Recuerda que cada pequeño paso cuenta y que es importante ser paciente y constante en la búsqueda de tus objetivos de salud y bienestar.

CONCLUSION

En este último capítulo, resumiremos los puntos clave abordados en el libro y te ofreceremos el ánimo y los recursos necesarios para comenzar y mantener tu camino hacia un estilo de vida antiinflamatorio.

Resumen de los puntos clave

Durante nuestro viaje a través de la dieta antiinflamatoria, exploramos los diversos beneficios de una alimentación rica en alimentos antiinflamatorios, como frutas, verduras, pescado graso y especias. Aprendimos a identificar los alimentos a favorecer y a evitar, y proporcionamos estrategias prácticas para integrar estos cambios en tu vida diaria. Conocer el poder de los alimentos para reducir la inflamación es el primer paso hacia una salud óptima y un bienestar duradero.

Ánimo y motivación para los lectores

Te alentamos a comenzar tu camino hacia un estilo de vida antiinflamatorio con confianza y determinación. Incluso pequeños cambios pueden llevar a grandes resultados con el tiempo. Recuerda que eres el protagonista de tu salud y que tienes el poder de tomar decisiones que te lleven hacia el bienestar. Con compromiso y constancia, puedes alcanzar tus objetivos y disfrutar de una vida llena de vitalidad y salud.

Consejos para comenzar y mantener los cambios

Mientras te preparas para comenzar este nuevo capítulo de tu vida, ten en cuenta que habrá desafíos en el camino. Es normal experimentar altibajos, pero es importante no rendirse. Enfrenta los desafíos con resiliencia y determinación, y recuerda que cada día es una nueva oportunidad para tomar decisiones que te acerquen a tu objetivo de salud. Mantén viva tu motivación centrándote en los resultados positivos que obtendrás a largo plazo.

Recursos adicionales para más información

Para continuar tu viaje hacia la salud y el bienestar, te recomendamos explorar recursos adicionales que puedan brindarte apoyo e información adicional. Sitios web confiables, libros informativos, organizaciones profesionales y grupos de apoyo pueden ser fuentes valiosas de inspiración y apoyo a lo largo de tu camino.

Recuerda siempre que eres el protagonista de tu salud y que tienes el poder de tomar decisiones que mejoren tu vida. Sé amable contigo mismo, mantente motivado y enfocado en tus objetivos, y recuerda que cada paso que des hacia una vida antiinflamatoria es un paso hacia una salud óptima y un bienestar duradero.

Apéndice

<u>Glosario de términos</u>

En el siguiente glosario encontrarás una recopilación de términos técnicos y específicos utilizados en el libro o relacionado a sus contenidos, que te ayudarán a comprender mejor el lenguaje y los conceptos clave de la dieta antiinflamatoria.

- **Ácidos grasos omega-3:** Tipos de grasas esenciales para la salud humana, conocidos por sus propiedades antiinflamatorias, presentes principalmente en pescados grasos como el salmón y en nueces.

- **Antiinflamatorios naturales**: Sustancias presentes en los alimentos que ayudan a reducir la inflamación en el cuerpo, como la cúrcuma, el té verde y el chile.

- **Antioxidantes**: Sustancias que contrarrestan los daños de los radicales libres en el cuerpo, a menudo presentes en frutas, verduras y alimentos coloridos.

- **Artritis reumatoide**: Una enfermedad autoinmune que causa inflamación en las articulaciones, a menudo tratada con medicamentos antiinflamatorios.

- **Azúcares añadidos**: Azúcares artificialmente añadidos a los alimentos durante la producción, asociados con la inflamación, la obesidad y otras condiciones de salud.

- **Azúcares complejos**: Carbohidratos de cadena larga presentes en alimentos como cereales integrales, legumbres y verduras, que se digieren más lentamente y tienen menos impacto en los niveles de azúcar en la sangre que los azúcares simples.

- **Azúcares simples**: Azúcares naturalmente presentes en alimentos como frutas, miel y jarabe de arce, que pueden influir en los niveles de azúcar en la sangre y la inflamación.

- **Cúrcuma:** Una especia con propiedades antiinflamatorias, comúnmente utilizada en la cocina india y en suplementos alimenticios.

- **Dieta antiinflamatoria**: Un régimen alimenticio diseñado para reducir la inflamación en el cuerpo, incluyendo alimentos como frutas, verduras, pescado y nueces.

- **Dieta mediterránea**: Un patrón alimenticio inspirado en las tradiciones culinarias de los países mediterráneos, conocido por sus beneficios para la salud cardiaca y antiinflamatorios.

- **Dieta vegana**: Un régimen alimenticio que excluye todos los productos de origen animal, basado principalmente en alimentos vegetales como frutas, verduras, legumbres y cereales integrales.

- **Dieta vegetariana**: Un régimen alimenticio que excluye la carne, pero incluye otros productos de origen animal como leche, queso y huevos.

- **Enfermedades autoinmunes**: Condiciones en las que el sistema inmunológico ataca erróneamente los tejidos sanos del cuerpo, causando inflamación y daño, como en el caso de la artritis reumatoide y el lupus.

- **Enfermedades cardíacas**: Condiciones que involucran el corazón y los vasos sanguíneos, a menudo asociadas con la inflamación y una dieta poco saludable.

- **Enfermedades inflamatorias intestinales**: Condiciones como la enfermedad de Crohn y la colitis ulcerosa, caracterizadas por inflamación crónica del intestino.

- **Enfermedades metabólicas**: Condiciones como la diabetes tipo 2 y la obesidad, a menudo asociadas con inflamación y desequilibrios metabólicos.

- **Fibras alimentarias**: Componentes de las plantas no digeribles por el humano, importantes para la salud digestiva y para reducir la inflamación.

- **Gluten**: Una proteína presente en el trigo, el centeno y la cebada, que puede causar reacciones inflamatorias en algunas personas sensibles.

- **Inflamación**: Una respuesta del sistema inmunitario del cuerpo a estímulos dañinos o lesiones, que puede ser aguda o crónica.

- **Intolerancia a la lactosa**: Incapacidad para digerir la lactosa, el azúcar presente en la leche y los productos lácteos, que puede causar síntomas gastrointestinales e inflamación.

- **Lácteos**: Productos lácteos como leche, queso y yogur, que pueden estar asociados con la inflamación en algunas personas sensibles.

- **Omega-3**: Ácidos grasos poliinsaturados presentes en algunos alimentos como pescado graso, semillas de lino y nueces, conocidos por sus efectos antiinflamatorios.

- **Polifenoles**: Antioxidantes presentes en alimentos como frutas, verduras, té y vino tinto, conocidos por sus efectos antiinflamatorios y beneficios para la salud.

- **Proteínas magras**: Fuentes de proteínas bajas en grasas, como carne magra, pescado, tofu y legumbres, importantes para la construcción muscular y el mantenimiento de la salud.

- **Resistencia a la insulina**: Condición en la que las células del cuerpo no responden correctamente a la insulina, lo que lleva a niveles altos de azúcar en la sangre e inflamación.
- **Sensibilidad alimentaria**: Reacciones adversas a ciertos alimentos, que pueden incluir inflamación, hinchazón y malestar gastrointestinal.
- **Sistema inmunológico**: El sistema biológico que protege al cuerpo de infecciones y enfermedades, a menudo involucrado en la inflamación.
- **Estrés oxidativo**: Desequilibrio entre la producción de radicales libres y la capacidad del cuerpo para neutralizarlos, asociado con la inflamación y enfermedades crónicas.
- **Superalimentos**: Alimentos con altas concentraciones de nutrientes beneficiosos para la salud, como bayas, semillas de chía, col rizada y quinua.
- **Vegetales crucíferos**: Una familia de verduras que incluye repollo, brócoli, coliflor y coles de Bruselas, conocidos por sus efectos antiinflamatorios y antioxidantes.

Recursos adicionales recomendados

Libros:

- ""The Anti-Inflammatory Diet and Action Plans" di Dorothy Calimeris e Sondi Bruner
- "The Inflammation Spectrum" di Dr. Will Cole

Artículos:

- "Understanding Inflammation" us Harvard Health Publishing
- "Anti-Inflammatory Foods and How to Follow This Diet" us Healthline

Podcasts:

- "The Doctor's Farmacy" di Dr. Mark Hyman
- "The Ultimate Health Podcast" di Dr. Jesse Chappus e Marni Wasserman

<u>Sitios web:</u>

- Organización Mundial de la Salud (OMS)
- Institutos Nacionales de Salud (NIH)

<u>Referencias bibliográficas:</u>

Aquí encontrarás una lista de las fuentes utilizadas en la creación de este libro, que te permitirá investigar más a fondo las afirmaciones hechas y consultar las investigaciones originales para una comprensión más profunda.

<u>Libros:</u>

- Calimeris, D., & Bruner, S. (2015). *La dieta antiinflamatoria y planes de acción*. Nueva York: Rockridge Press.
- Cole, W. (2019). *El espectro de la inflamación*. Nueva York: Avery.

<u>Recursos online, revistas académicas y publicaciones científicas:</u>

- **PubMed:** https://pubmed.ncbi.nlm.nih.gov/
- **ResearchGate:** https://www.researchgate.net/
- **Journal of Inflammation Research**: https://www.dovepress.com/journal-of-inflammation-research-journal

Estos recursos te ofrecerán un apoyo valioso adicional en tu camino hacia un estilo de vida antiinflamatorio y te ayudarán a encontrar información e inspiración para mantener una salud óptima a largo plazo.

Regalo y saludo final

Me gustaría agradecerte por dedicar tu tiempo y atención a la lectura de este libro. Espero que la información y los recursos proporcionados te hayan sido útiles en tu viaje hacia un estilo de vida más saludable y antiinflamatorio.

Sería muy importante para mí **saber tu opinión sobre este libro**. Te invito a **dejar tu reseña** en la plataforma donde lo has comprado para así llegar a más personas que pueden estar necesitando mejorar su calidad de vida. ¡Gracias por ello!

Además, tengo un regalo para tí: El workbook de la DIETA ANTIINFLAMATORIA donde registrar tus progresos, recetas favoritas y completar los desafíos de cada capítulo. Para descargarlo simplemente sigue estos pasos:

1- Entra a la cuenta de Instagram de nuestra editorial:

@CORALINAEDITORIAL

2- Síguenos😊
3- Envíanos un DM (mensaje directo) con la palabra **ANTIINFLAMATORIA**
4- Completando con tus datos recibirás por email tu regalo en PDF

Te deseo todo lo mejor en tu camino y te animo a seguir explorando, aprendiendo y creciendo a lo largo de esta ruta hacia tu máximo bienestar.

Con los mejores deseos,

Chiara M. Cellini
CORALINA Editorial